Bewusstsein und Unsterblichkeit

Carl Ludwig Schleich (1859-1922) hat als deutscher Chirurg eine Methode zur lokalen Anästhesie (Infiltrationsanästhesie) entwickelt. Er promovierte 1887 in Greifswald. Noch in der Kaiserzeit wurde er zum Professor ernannt (1899). Ab 1900 übernahm er die Leitung der Chirurgischen Abteilung am Krankenhaus der Gemeinde Groß-Lichterfelde. Schleich publizierte mehrere kleine Bücher, bevor er 1912 den Band „Es läuten die Glocken“ mit „Phantasien zum Sinn des Lebens“ veröffentlichte. Im Jahr 1920 verfasste er dann einige Aufsätze über sein Leben und seine Lehrer, die bei Rowohlt unter dem Titel „Besonnte Vergangenheit“ als Buch veröffentlicht wurden. Das Werk erreichte eine Millionenauflage. Die bislang letzte Auflage erschien 1985. Die Deutsche Gesellschaft für Anästhesiologie und Intensivmedizin (DGAI) verleiht jährlich den Carl-Ludwig-Schleich-Preis für „bedeutsame Arbeiten auf dem Gebiet der Schmerzforschung“.

Der Naturwissenschaftler Dipl.-Math. Klaus-Dieter Sedlacek, Jahrgang 1948, lebt seit seiner Kindheit in Süddeutschland. Er studierte neben Mathematik und Informatik auch Physik. Nach dem Studienabschluss 1975 und einigen Jahren Berufspraxis gründete er eine eigene Firma, die sich mit der Entwicklung von Anwendungssoftware beschäftigte. Diese führte er mehr als fünfundzwanzig Jahre lang. In seiner zweiten Lebenshälfte widmet er sich nun seinem privaten Forschungsvorhaben. Er hat sich die Aufgabe gestellt, die Physik von Information, Bedeutung und Bewusstsein näher zu erforschen und einem breiteren Publikum zugänglich zu machen. Im Jahr 2008 veröffentlichte er ein aufsehenerregendes und allgemein verständliches Sachbuch mit dem Titel „Unsterbliches Bewusstsein – Raumzeit-Phänomene, Beweise und Visionen“. Er ist der Herausgeber der Reihe „Wissenschaftliche Bibliothek“.

Bewusstsein und Unsterblichkeit

Sechs Vorträge
von
Prof. Dr. Carl Ludwig Schleich

Überarbeitet und neu herausgegeben
von
Klaus-Dieter Sedlacek

Bibliographische Information Der Deutschen Bibliothek:
Die Deutsche Bibliothek verzeichnet diese Publikation in der Deutschen Nationalbibliographie; detaillierte bibliographische Daten sind im Internet über
http://dnb.ddb.de
abrufbar.

Herstellung und Verlag:
BoD – Books on Demand, Norderstedt
ISBN 978-3-7534-6118-2

Inhaltsverzeichnis

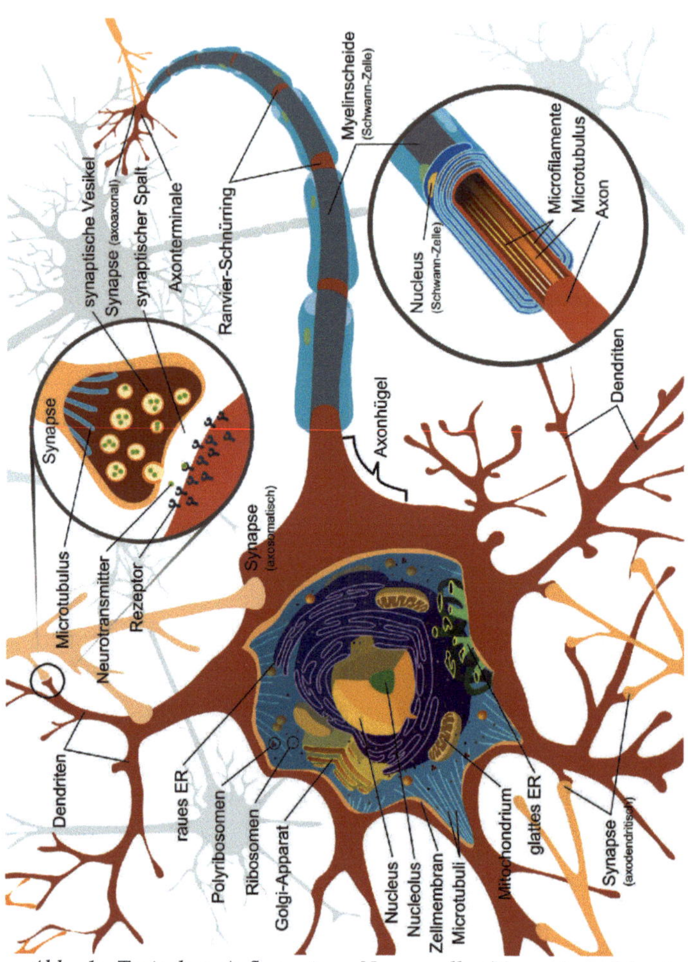

Abb. 1: Typischer Aufbau einer Nervenzelle (Neuron) und heute gültige Bezeichnungen. Das Schema zeigt die Ultrastruktur einer Wirbeltiernervenzelle, von der zumindest das Axon in der Peripherie liegt. Im zentralen Nervensystem wird die Myelinscheide durch Oligodendrozyten gebildet.

1. Das Ich und die Seele

In einer Zeit, in der für uns alle leider Grund genug vorhanden ist, für unsere äußere Existenz die schlimmsten Befürchtungen zu hegen, kehrt sich unwillkürlich der Blick ins eigene Innere, um hier wenigstens unsere seelische Existenz vor der Bedrohung zu bewahren. Ewig sind die Fragen, die wir hier aufwerfen. Handelt es sich doch um die letzten Dinge: das Ich und die Unsterblichkeit, denen diese folgenden sechs Vorträge gewidmet sind. Wenn wir so eine begriffliche Innenschau vorzunehmen beginnen, so ist von vornherein streng formal festzustellen, dass die Bezeichnung für sogenannte seelische Dinge durchaus schwankend ist.

Bei solcher Revision stoßen wir zuerst auf zwei große Begriffe, die unser heutiges Thema ausmachen. Das, was uns selbst am eigentümlichsten ist, was unser Individuum ausmacht, das Ich, wird nicht nur in Romanen, sondern auch in der gewöhnlichen Sprache häufig mit dem Begriff der Seele verwechselt. Der Missbrauch dieser Worte ist so ungeheuer, dass es kaum einen Begriff dieser Art gibt, der in einer ganz bestimmten Umschreibung von allen Menschen in gleichem Sinne gebraucht wird. Man sagt: Seele, Herz, Gemüt und meint damit dasselbe. Oder man sagt: Verstand, Geist, Vernunft und bedenkt nicht, dass wir diese Dinge nur so gebrauchen sollten, wie sie einen physiologischen Sinn umschließen. Der Begriff der Seele ist das tiefste Kapitel unserer Geisteswissenschaft.

Was ist die Seele in unserem Leben? Wo ist sie? Zu finden ist sie nicht. Gerade im Krieg mit seiner enormen Experimentierarbeit hat jeder von uns, der beim Verbändemachen zugesehen hat, sich davon überzeugen können, dass, wenn esslöffelweise die Hirnsubstanz aus dem Kopf herausfließt, dies unmöglich Seelensubstanz sein kann. Wer verfolgt hat, wie die Verletzungen des Gehirns der Seele des Verletzten auch nicht das geringste antun konnten, der muss den Glauben aufgeben, als könne die Seele im Gehirn sitzen als sei die Seele ein Produkt der Gehirntätigkeit wie die Galle ein Produkt der Leber; und zwar deshalb nicht, weil keine Stelle zu finden ist, durch deren Verletzung die Seele ausgeschaltet würde.[1] Mit demselben Recht, mit dem man das Gehirn zu dem Sitz der Seele ernannt hat, könnte man sagen, die Schilddrüse z. B. sei der Sitz der Seele. Denn wenn Kocher in Bern uns gelehrt hat, dass, wenn man einem Menschen die ganze Schilddrüse entferne, man ihn zum Idioten stemple, dass also ein der Schilddrüse frühzeitig beraubter Goethe ein Idiot statt Deutschlands strahlendster Genius geworden wäre, so könnte man mit einigem Recht auch sagen: Der Sitz der Seele ist die Schilddrüse! Oder irgendeine andere Drüse, denn wir wissen auch von anderen Drüsen, dass ihre Säfte einen ungeheuren Einfluss auf unsere Stimmung, auf unser Behagen —- positiv oder negativ — haben. Die Griechen haben die Seele unter das Zwerchfell verlegt; wir werden noch sehen mit einigem Grund. Jedenfalls besteht dazu ebenso viel Berechtigung, als wenn die Inder die Seele in einen zapfenartigen Anhang des Gehirns verlegen, in eine kaum kirschgroße Nervenzellmasse, die auf einem knöchernen Sesselchen der sella turcica, thront; alles das sind deshalb vergebliche Versuche, weil die Seele dem Körper überhaupt nicht angehört, jedenfalls nicht in dem Sinne, als wäre irgendeine Substanz überhaupt imstande, etwas Seelenhaftes zu schaffen. Die Seele ist kein Produkt des Körpers, sie ist nicht der volle Akkord aus allen Orgeltönen, der hervortritt ins All, sondern die Seele ist erst die metaphysische Schöpferin des Körpers. In einer einzigen belebten Zelle haben wir zum Mindesten schon eine Art Hemmung, die spezifisch ist, die sich die Seele geschaffen hat. Was wir an der Wissenschaft

1 Das Problem des Noeud vital muss andernorts besprochen werden.

studieren, sind nirgends die Kräfte. Auch die Seelen- oder Lebenskraft ist eine Form der Allkraft. Alle Kräfte sind nur Äste eines Stammes. Die Kraft an sich ist schon metaphysisch, wir können ihr mit unseren Verstandesaktionen nicht nahekommen, wir können nichts über sie aussagen, so wenig wie der Spiegel vom Licht, so wenig wie das Prisma etwas vom bunten Farbenband behaupten könnte, so wenig wie eine Uhr etwas aussagen könnte über den, der sie geschaffen hat, so ist auch der menschliche Körper nicht imstande, das Wesen der Seelenkräfte zu ergründen. Das ist ja auch gar nicht Gegenstand der Wissenschaft. Wohl möchten wir es ergründen, aber nur durch Ahnung ist es zu erreichen; die Religion, die Kunst und die Philosophie und sämtliche Geisteswissenschaften suchen ihr näherzukommen. Der Naturforscher aber muss ehrfurchtsvoll stillstehen vor dem Wunder der Kraft. Denn wir wissen z. B. nichts vom Wesen der Schwerkraft, dem Magnetismus, der Elektrizität. Wir wissen von ihnen nur etwas, indem wir die Widerstände studieren, in welchen diese proteusartige Urkraft, die identisch ist mit der Beherrschung der Welt, sich spaltet. In demselben Augenblick, wo eine neue Hemmungsform geschaffen wird, ist scheinbar eine neue Kraft da. Hätten wir nicht die Elektrizität in Hemmungsdrähten aus Seide abgefangen, so hätten wir nie von einer neuen Kraft sprechen können. Und so werden immer so viele andere scheinbar neue Kräfte entdeckt werden, als irritable spezifische Hemmungen der Urkraft auffindbar sind.

Wenn also die Seelenkraft nur eine Form der Welturkraft ist, so haben wir zu studieren: Wie kommt dieser unser Körperapparat, die Gehirnorganisation mit einbezogen dazu, Wirkungen der Welt in uns und außer uns zu beobachten und sie zu studieren bis in die minuziösesten Einzelheiten?

In demselben Augenblick, als aus einer Unzahl von Einzelelementen, naturwissenschaftlich als Entwicklung gedacht, das belebte Eiweißkörnchen sich gebildet hatte, war ein neuer Hemmungsfaktor geboren, der in noch nicht da gewesener neuer Form die proteusartige Urkraft spaltete und sie zerlegte.

„Am farbigen Abglanz haben wir das Leben“, sagt Faust. Und so ist alles, was aus unser Innenprisma, auf die Äolsharfe in uns von dem ewig kreisenden, sich ewig bewegenden kosmologischen Hintergrundfeld abströmt, gleichsam wie ein Aufschäumen der Urkraft am Gestade der Eiweißmaterie zu betrachten, die sich hinaufgeschwungen hat bis zu dem Bewusstsein eines Ichs.

All die Dinge, die ich hier nannte: Geist, Bewusstsein, Verstand, Gemüt, Ich, Unterbewusstsein, alles das sind Funktionen der Seele im Körper, sie sind Apparatwirkung, sie haben aber mit der Seele direkt nichts zu tun. Denn die Seele hat sich diese Apparate geboren, hat sie sich gleichsam zu einem grandiosen Spiel mit Individualitäten geschaffen und ist dabei, die Urmaterie immer höher zu steigern, sodass man sagen kann: Der Sinn der Welt ist die Hochsteigerung der Materie zu höchster Geistigkeit. Dieser Prozess geht immer weiter, er kann nicht stillstehen, wahrscheinlich umfasst er den gesamten Ethosbegriff: unsere Sehnsucht, unser Kunstverlangen fließt in diesen Rhythmus der schwingenden Seele hinein — aber etwas aussagen kann der Naturforscher davon nicht. Und so habe ich mich beschieden, zu untersuchen, wie denn der Apparat, der in so wunderbarer Weise als ein Millionentelefon in uns eingekapselt liegt, antwortet auf die Regungen der Welt, was sich von Gemütsregungen und Fantasie in uns vollzieht, wenn ich z. B. über den Gegenstand, über den ich jetzt hier spreche, nachdenke; was geschieht, wenn ich den Bleistift nehme; was geschieht, wenn ich schreibe, wenn ich lachen muss (muss! denn es gibt Reflexe) — alle diese Dinge möchte ich versuchen nicht philosophisch zu entwickeln in ihren gesamten Abgrenzungen, sondern an die Stelle dieser

Begriffe möchte ich feste physiologische Vorgänge setzen, die auch den reinen Geisteswissenschaftler zwingen müssten, diese Methode anzuerkennen, falls sie zu Resultaten führt, die über die Betrachtungen, welche die Philosophie kennt, hinausreichen. Es gibt keine bessere Erklärung des Denkprozesses als diejenige, die Immanuel Kant geliefert hat. Ohne etwas von dem feineren Bau der Nerven oder des Gehirns zu wissen, hat er Schlüsse gezogen auf die einfache, vernunftmäßige Tätigkeit, die erstaunlich sind, wenn wir sie unter die Lupe unseres heutigen Wissens vom Naturgeschehen ziehen werden.

Wenn Sie mir die Freude machen würden, diese Vortragsfolge aufmerksam zu hören, dann wäre es Ihnen ein Kleines und Leichtes, Kant noch einmal zu lesen und ihn ganz zu verstehen. Denn für alle die Begriffe, die Kant umschreibt, kann man den Begriff von einzelnen „Gehirnfunktionen“ setzen, und fast alles, was er subjektiv ausgesonnen hat, hat einen objektiven Tatbestand. Also wenn wir diese Dinge —- das Rauschen der Kraftzustände an den Gestaden unseres Gehirns —- studieren wollen, so müssen wir uns über den Bau des Gehirns völlig klar werden. Ich kann das nur skizzenhaft so weit tun, als es zum Verständnis des Folgenden gehört. Aber ich glaube, dass diese Skizze, die ich hier versuchen werde, von Nutzen sein soll auch für die Herren Naturforscher und Mediziner, die ich die Ehre habe, unter anderen hier zu begrüßen.

Wir haben nämlich nicht ein Gehirn, sondern eigentlich drei, und von dem einen großen Gehirn aus geschieht noch eine Zweiteilung. Der Krieg mit seinen Experimentalverletzungen hat erwiesen, dass das linke Gehirn das rechte beobachten kann, beide das Rückenmark, und dass es den Körper an jeder Stelle vor sich hinlegen und beobachten kann, wie ich dieses Stück Kreide. Es kann auch Gruppen von Nervenzellen rechts und links beobachten.

Das Wesentliche aber ist, dass das rechte Gehirn das linke ganz objektiv betrachten kann und umgekehrt, wie ich das Tintenfass betrachte, das hier auf dem Tisch steht.

Das führt uns einem anderen Thema zu, und ich will jetzt nur auf die drei Bestandteile unseres Gehirns hinweisen. Alles wirkliche geistige Leben ist in einer Zentralstelle konzentriert. Der Mensch hat es ja fertiggebracht, die Erde mit Gehirn auszustatten und die Zentralstätten der Elektrizität, wie Berlin und Paris, miteinander zu verbinden.

Das sind trotz ihrer Ausdehnung nur kleine Nervenzellen, und wenn man eine einzige Stelle des Gehirns übersetzt in ein ingenieurhaftes Bild, so findet man schon an Stellen, die nur Stecknadelkopfgröße haben, eine vollständige A.E.G., eine ungeheure Organisation im Kleinen, wie ja eigentlich die Wissenschaft überhaupt in dieser Beziehung hilflos dasteht; denn die Forschungen nach oben sind ebenso ohne Begrenzung wie diejenigen im kleinsten. In beiden Richtungen tun sich plötzlich Tempelpforten auf, die erweisen, dass hinter dem Tempel noch viel mehr Rätsel wohnen. Jeder neu entdeckte Stern lässt die Möglichkeit von hundert Millionen neueren Sternen zu. So sinkt die Wissenschaft dauernd ins Uferlose, und es wäre eigentlich kein Vergnügen, sich immer weiter um Resultate abzumühen, wenn nicht die Fantasie, diese große Ordnerin imstande wäre, uns doch bis an die äußersten Grenzen zu führen. Denn ich kann mit meinen Gedanken, trotzdem

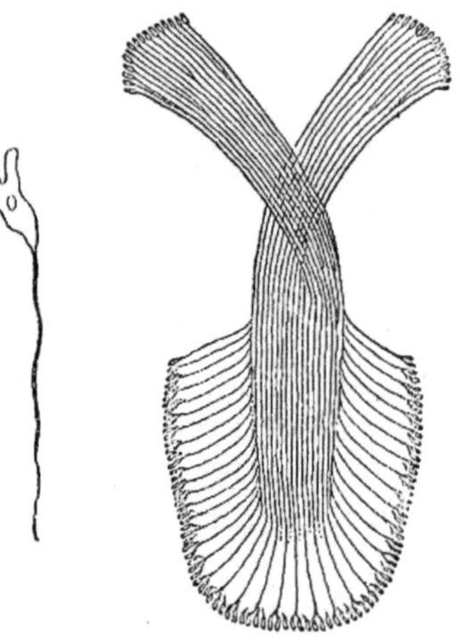
Fig. 1

ich hier ausreichend beschäftigt bin, zum Sirius fahren und wieder zurück, einfach durch die Macht des Gedankens.

Um etwas zu wissen von den Unterscheidungen, die zwischen der Seele und dem Gehirn bestehen, muss ich Ihnen hier eine zeichnerische Skizze (Fig. 1) auf die Tafel werfen. Wenn man ein Büschel Korn nimmt und die Kornähren nach oben führt (diese Büschel bedeuten links und rechts das Gehirn, hier oben sind die Nervenzellen, feine Stränge, die von je einer Nervenzelle auslaufen, die sogenannten Achsenzylinder reichen bis an jede einzelne Körperfläche heran.

Sie gehen in den Rückenmarksbündeln in einem langen Strahl abwärts und senden seitwärts Fäden aus, die Nerven.

Diese Nerven münden in das zweite Gehirn — sofern wir uns entschließen, überhaupt eine Ansammlung von Nervenzellmassen Gehirn zu nennen. Die graue Hirnrinde ist eine Summe von Nervenzellen, die ihre Taster aussendet bis an die äußerste Haut oder, schöner gesagt, bis an das äußerste Meer der Wellen des kosmologischen Hintergrundfeldes.

Wenn man das skizziert, so haben wir ein zweites Gehirn rechts und links, wie überhaupt der ganze Körper durch eine gedachte Linie in zwei Hälften geteilt werden kann. Alles Lebende hat diese Teilbarkeit in der Achse; ein Problem, das die Wissenschaft lange beschäftigt hat und das vielleicht noch im Laufe dieser Vorträge zu lösen sein wird.

Wir haben also das obere zentrale Gehirn und das Hautsinnesgehirn (Auge, Ohr, Raumempfindung, Geschmacksempfindung usw.) verbunden mit Strängen, die in einer Art telegrafischer Leitung zueinanderstehen, und zwar in der sehr wichtigen Kreuzung, wie Sie sie aus dieser Skizze ersehen.

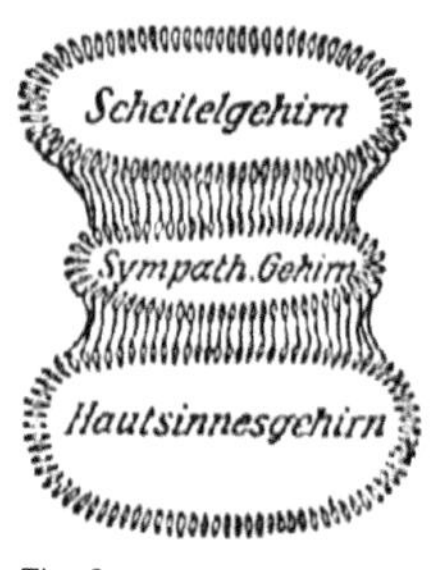

Fig. 2

Wenn ich links etwas empfinde, so wird es rechts registriert, weil die Kreuzung veranlasst, dass alles, was rechts ist, nach links zentriert wird und umgekehrt.

Ich habe von drei Gehirnen gesprochen. Ich gebe Ihnen noch ein anderes Bild zum Verständnis des Ganzen (Fig. 2). Wenn wir uns das Zentralgehirn oder Scheitelhirn vorstellen als einen Wulst und das andere System des Hautsinnesgehirns auch als eine Einheit dazu nehmen, so liegt dazwischen ein merkwürdiges System von Nervenzellen, welches den Nervus sympathicus, den Nerv mit einem eigentümlich sinnreichen Namen beherbergt, der zu unserer Seele die engsten Beziehungen hat.

Der Name ist intuitiv bedeutungsvoll gewählt. Nämlich der Sympathikus, der gelagert ist als das „Sonnengeflecht“ unter dem Zwerchfell, um die Bauchspeicheldrüse und Nebenniere herum ist wirklich ein Nerv der Sympathie und der Antipathie, nicht nur indem er uns Marconi-artig Weisungen, Ahnungen, Spannungen gibt, die der Verstand nicht geben kann, er ist auch imstande, den Willen und die Richtungen des Alls, den Rhythmus der Welt auf den Körper zu übertragen; alle Urempfindungen, Klimawechsel, ja Boden- und Schollengefühl, Meer- und Stromgewoge, Glück oder Nichtglück, sind gebunden an die Funktion dieses dritten Gehirns, des Nervenzellhimmels des Sympathikus, der mit seinen feinen Filigranadern ein wunderbares Netz um jedes einzelne Organ vom Innenkörper her spinnt. Nicht nur das Gehirn wird im Tiefsten umrankt und durchrieselt von diesem Sympathikusendgezweige, sondern alle Nerven, alle Muskeln, alle Drüsen, ja jede einzelne Zelle enthält etwas von diesen Fädchen, den Ausläufern solchen geheimen, goldenen Räderwerkes, das gespeist wird von dem Strom der darinnen flutenden unsichtbaren Seele. Denn der Sympathikus ist eigentlich nachweisbar und buchstäblich die erste Inkarnation der Seele, dieser bildenden Idee[2], welche im Weltall schwebt und in allem lebt, was geschaffen ist. So waltet bis in jede Zelle hinein schon das Bewusstsein der Welt, und zwar je tiefer das Wesen steht desto deutlicher. Denn worauf anders ist eine Amöbe angewiesen, als auf ihr rein protoplasmatisches Gefühl, das an ihrem Dotter hängt? Dieses Dotterwesen ist imstande, auf jedes Sandkorn, das ihm als ein großer Berg erscheinen mag, zu reagieren, seine körperlichen und Strahlungsreize zu beantworten mittels eines Wahlvermögens, eines Willens, was das Kriterium des Belebten gegen das Unbelebte bedeutet. Eine solche Amöbe kann um diesen Sandberg herumgehen, ja, wenn er kleiner ist als sie, kann sie ihn zu verschlucken suchen oder, wenn sie ihn nicht verdauen kann, seine Peripherie nach Bakteriennahrung abgrasen. Genug, dieser Organismus hat das Kriterium des Lebens in sich, hat den Willen, etwas zu tun oder zu lassen, was keine Maschine kann, was kein Automat fertigbringt, der stets von Neuem gefüllt ein Stück Schokolade hergibt, wenn man einen Groschen hineinwirft, was heutzutage allerdings aufgehört hat. Alles das, was die Maschine leistet, leistet zwar solch kleines Tierchen auch, aber noch viel mehr, denn es hat die Entschlussfähigkeit, dieses oder jenes zu tun oder zu lassen. Es kann, wie man sagt, individualisieren. Und noch mehr: Es kann vermöge einer völlig unmaschinellen Fähigkeit verloren gegangene Räderchen aus sich selbst ersetzen, ja, es kann sogar die Heizmaterialien, die die Maschine braucht, aus sich selbst produzieren. Das wird nie eine Maschine aus Menschenhand leisten, folglich muss die menschliche oder überhaupt die organische Maschine aus einer höheren Hand gebildet und mit mysteriösen Fähig-

2 Idea praekormana plastica in Platos Ideenlehre.

keiten beschenkt sein. Kurz, es gibt genug Unterschiede, um den Materialismus und den Mechanismus vor dem Lebendigen Schweigen zu machen. Die Arbeit von Lamettrie “L'homme machine“, die selbst einen Friedrich den Großen begeistern konnte, ist die Tat eines völlig Verblendeten. Nichts am Menschen ist maschinell, denn wo maschinenhafte Tätigkeit vorhanden zu sein scheint, da steckt immer noch eine wirkende, richtende Idee[3], ein Geist dahinter, sodass von einer Maschine, dem reinen Mechanismus als eines Räder- oder Hebelwerkes oder wie sie sonst sein soll, gar nicht die Rede sein kann. Die Maschine ist ein plumpes Instrument gegenüber den Milliarden selbst der kleinsten Zellen, die im Weltall, im Wasser oder in der Luft herumschwirren, geschweige denn dem tierischen und menschlichen Organismus gegenüber, der sich vervielfältigen, sich aus sich reparieren und neu erzeugen kann, der sich verständlich machen kann, voller Verwirklichungen von Information ist und selbst Informationen produziert, sich und seine Stellung zur Welt begreifen kann. Wo wäre die Maschine, die mit lebendem Material geheizt, zu Milliarden von neuen Rädern in sich anschwölle und aus sich heraus neue kleine, wachsende Kinderchen, Zwergmaschinen gebären könnte?

Aber kommen wir zurück auf den Bau der Nervenzellkomplexe.

Wenn wir gesagt haben: die feinsten Sympathikusfasern

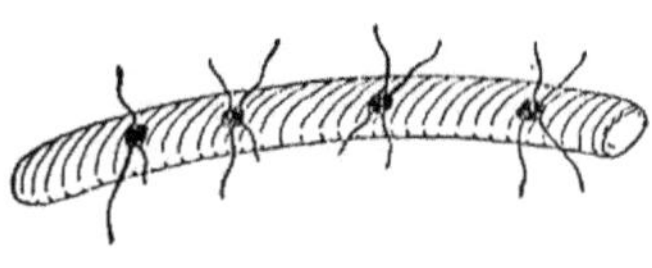

Fig. 3

3 Bei dieser Verwendung des Begriffs „Idee“ handelt es sich um Information. **Information** ist definiert als ein Muster von Materie oder einer Energieform, die für einen physikalischen **Prozess** eine bestimmte Bedeutung besitzt, indem es die Art und Weise einer Wechselwirkung steuert (vgl. Sedlacek: *Kleines Wörterbuch der Naturphilosophie,* Norderstedt (2016)).

gehen bis an die einzelnen Zellen heran, so müssen wir ein Beispiel dafür geben.

Stellen wir z. B. ein einfaches Blutgefäß vor (Fig. 3). Um das Gefäß herum ranken die kleinen Nervenzellen, sodass alles, was der Sympathikus im Körper kommandiert, fernhin registriert werden kann, auch an die Blutgefäße des Gehirns, denn diese Nervenzwerglein leiten die Hemmung und die Erweiterung der Stromquellen der Säfte im Gehirn. Sowie das Blut voll einströmt, werden eine Masse von solchen kleinen Telefonkästen der Nervenzellen außer Funktion gesetzt; sowie das Gefäß sich fadendünn zusammenzieht, blitzen die kleinen Leuchter der Nervenzellen sich gegenseitig ihre Geheimnisse zu. Der viel verzweigte Blutapparat, der um die Grenzen der Nervenzellen herumzuckt, ist der Herr aller Spannungen, die im Gehirn vor sich gehen. Denn wenn der Hemmungsapparat es nicht erlaubt, dass z. B. die Logik sich mit der Fantasie verbindet, so kann es nicht zu einem vollendeten Denkakt kommen! Ja, wenn schon bestimmte Wahrnehmungen nicht mehr möglich sind, nur weil zu viel Blut an bestimmten Stellen die Nervenzellen überflutet, so beweist das schon ganz allein, dass der Sitz der Seele nicht im Gehirn sein kann. Jede Behinderung des Blutablaufs aus dem Gehirn kann eine Bewusstlosigkeit hervorbringen, und ein vollständiges Entbluten des Gehirns führt zur Ohnmacht. Die Gründe dafür werde ich später noch anzugeben haben.

Das Ich kann also zum Verschwinden gebracht werden durch Blutüberfüllung und Blutmangel im Gehirn. Es verschwindet auch sonst, trotzdem der Körper weiter funktioniert. Wo ist z. B. das Ich, wenn der Mensch schläft? Wir sehen es durchaus gebunden an allerhand Zustände der Erweiterung oder Verengung der Blutgefäße, sodass man sagen muss: Unser Ich ist also eigentlich nicht immer da.

Es hat Phasen, in denen es lebendig ist, und solche, in denen es verschwindet. Es verschwindet rhythmisch, im

Schlaf, und scheinbar definitiv in der letzten Hemmung, im Tod. Aber wo ist es, wenn wir geboren werden? Noch nicht da! Wir müssen tatsächlich unser Ich erst begreifen, es erlernen, uns auf das Ich einüben, und es muss sehr schön sein für Eltern, zu erleben, wie ein Kindchen, das sich immer erst "Willm" oder "Kalli" nannte und immer von sich in der dritten Person sprach, zum ersten Mal schüchtern-listig seine Eltern damit überraschte, zu stammeln: „Ich will." Diese Geburt des Ichs hat etwas so Überraschendes für ein Kind, dass es erstaunt plötzlich seinem eigenen Genius gegenübersteht, eine Verblüffung, die es sich ja dann langsam, aber systematisch wieder abgewöhnt, bis seines Ichs Interesse schließlich die ganze Welt nur für ihn selbst geschaffen sein lässt (Egoismus). Nun besteht ein kolossaler Unterschied zwischen dem Ich-Bewusstsein und dem, was wir Seele nennen.

Nämlich: Das Ich ist manchmal nicht da, während die Seele immer da ist, und es gibt Zustände, wo das Ich zwar schweigt, die Seele aber mit allen Zaubermitteln am Werk ist. Dafür will ich Beispiele geben, die zugleich das Vorhandensein einer Metaphysik in physiologischen Vorgängen beweist.

Leider hat es sich die Naturwissenschaft abgewöhnt, auf die Wunder in sich selbst zu achten, die größer sind, als die sämtlicher spiritistischer Medien. Mich interessiert das Tischrücken, das Kommodenrücken oder das Klopfen von Geistern nicht so sehr, wie das Wunder eines Neugeborenen, die Tatsache, dass ich ihm zum ersten Mal über die Stirn streichen kann.

Ja, ich muss gestehen, der mir erscheinende Geist meines verstorbenen Vaters würde mich nicht einmal so erstaunen machen, wie der Anblick eines frisch aufbrechenden Kelches einer Blüte, die eben geboren ist, mich tausendfach schon bewegt hat. Der Mensch hat soviel Zauberei und Wunder in sich, dass wir nicht nötig haben, nach den

Wundern zu blicken, die hinter Gardinen und Tischlaken versteckt sind. Blumen von liebender Hand sind, in Liebe gereicht, ein holderes Wunder, als wenn ein Geist sie einem aus der Luft zuwirft, den man außerdem noch mit Fuchsinlösung anspritzen kann, wie ich es einmal aus einer Pravazschen Spritze im Dunkeln und mit dem Erfolg der Rotfärbung eines Stehkragens eines angeblich unbeteiligten Impresarios gewagt habe. Ich möchte damit durchaus nicht den Wert der okkultistischen und mediumistischen Forschung herabsetzen, sowohl die Okkultisten wie die Mediumisten sind mir immer noch sympathischer als alle die, welche die mechanistische und materialistische Weltanschauung vertreten, die keine Wunder anerkennen können. Die Spiritisten sind die gläubigeren Naturen, halten fest an Wundern der Welt und sind deshalb weltanschauungsreicher und tiefer.

Um Ihnen ein weiteres Wunderbeispiel zu zeigen, muss ich ein etwas heikles Thema berühren: Es betrifft das Zaubernest, das den werdenden Genius eines Menschleins der Zukunft beherbergt.

Was dort geleistet und geliefert wird im Körper der Mutter, ist nur erklärbar durch ein Märchen, das vom Dornröschen. Eine mütterliche Zelle wird wie ein großes, unbewohntes, rollendes Schloss durch den sogenannten Trompetenkanal hinein transportiert in die große Höhle dieses mütterlichen Keimbehälters. Nun wartet sie des Ritters, der da kommen soll. Er kommt auch. Er dringt immer tiefer in die Höhle hinein, und man muss sagen, das Eindringen dieses kleinen mikroskopischen Ritterchens ist so, als wenn ein kleines Boot sich auf einen Ozean begibt oder ein Flöckchen Staub in die Atmosphäre aufsteigt. Diese beiden kleinen Organismen treffen sich nun an irgendeiner Stelle der großen Innenwüste: Das wandelnde Haus und der Ritter, und hier erhält das Eichen am Eingang den Ritterkuss, das heißt, der Ritter verschwindet ganz im Haus. Jetzt geschieht das Wunder. Ohne dass das Eichen auch nur irgendwelche materielle Beziehung zu der großen Wunderhöhle hat, kann es doch weithin kommandieren. Hier handelt es sich um eine im Verhältnis zum Ei riesengroße materielle Hülle, die in gewissen Zeiten aus dem weiblichen Organismus unter Blutungen abgestoßen wird. Das Eichen kommandiert nun dieser Riesenhülle, nicht mehr den Gesamtkörper der werdenden Mutter zu verlassen. Das Eichen, welches an der Größe des Restes gemessen sich verhält wie eine Mücke zum Montblanc, kann zum Montblanc sagen: „Bereite dich jetzt auf etwas Wunderbares vor; wandle dich zur Herberge eines Menschenkindes und schwelle kolossal an." Das sagt das Eichen zum Montblanc, ja es kommandiert und bereitet die Mutterorgane der Brust auch auf die Tränkung des kleinen Weltbürgers vor. Die Saugzapfen der Frau werden von dem Augenblick des empfangenen Ritterkusses an größer, färben sich dunkler, die Saftquellen vermehren sich, Milchzellen arbeiten darauf los, um das weiße Blut der Nahrung für den künftigen Bürger vorzubereiten.

Das alles gehorcht dem Kommando dieses kleinen Lebewesens, das keine Boten hat, das sich durch keine Elektrizität, keine (nicht vorhandenen) Blut- oder Nervenbahnen verständlich machen kann. Ein ungeheures Wunder!

Ein zweites Wunder ist das Hereindringen von weißen Blutkörperchen in die Gewebe, sobald sich ein Schädling in ihnen einstellt. Denken Sie sich hier Zellen, riesenhaft vergrößert, und dazu Tuberkelbazillen. Da die weißen Blutkörperchen das Friedmannsche Mittel nicht immer bei der Hand haben, machen sie Verbrecherjagd, da fremde Zellkörperchen, eben die Bazillen, eingewandert sind. Aber wer heißt sie wissen, dass da Bakterien sitzen? Wenn das wirklich die Folge einer Nervenreizung der Gefäße sein sollte, so kann diese Anschauung unmöglich erklären, dass in demselben Augenblick, wo die Bakterien zu den Blutkörperchen hinwandern, sämtliche Körperteile von fern her Abwehrzellen schaffen und beisteuern. Das Knochenmark z. B. schickt sich blitzartig an zur sofortigen Mobilisierung von weißen Blutkörperchen, ebenso die Milz, und andere, ferne Drüsen liefern Polizisten.

Noch größere Wunder können wir im Experiment der Natur entlocken, und alles dies ohne jedes Zutun eines Ichs. Ich zeichne Ihnen hier den Durchschnitt eines Auges von einem Molch oder einem Salamander, a) Kornea, b) die Iris, c) die Linse (Fig. 4). Nun ist von Üxküll in Wien ein Experiment gemacht, in dessen Verlauf ein ganz ungeheuerliches Wunder sich auftat. Nämlich Üxküll hat es fertiggebracht, die Linse mit der ganzen Kapsel zu exstirpieren, und zwar so, dass alle Keimstellen, in denen die Linsenzellen geboren werden, mit entfernt wurden. Was geschieht nun? Sowohl die Iris, der Vorhang vor dem Dunkel eines solchen Auges, der von einem anderen Keimblatt als das Linsengewebe stammt, erlebt eine erstaunliche Umwandlung: Die Zellen der Iris werden zu Linsenzellen. Um sich dies Wunder ganz klar zu machen, muss man z. B. folgenden Vergleich anstellen: Mitten in einem Tannenwald sollen etwa 30 bis 40 Birken stehen. Und nun kommt der Förster und lässt diese Birken ausroden. Und nun würden sich gemäß unserem Experiment viele Tannen in Birken verwandeln, und zwar in so viele, wie für den Bestand des ganzen Waldes unbedingt erforderlich wären. Dann würde jeder dies Wunder anerkennen. Solches Wunder ist hier in der Tat verwirklicht. Wer das Üxküllsche Buch gelesen hat, wird genau dieselbe Legende erleben wie ein seraphischer Wanderer, der die zu Birken gewandelten Tannen erblickte.

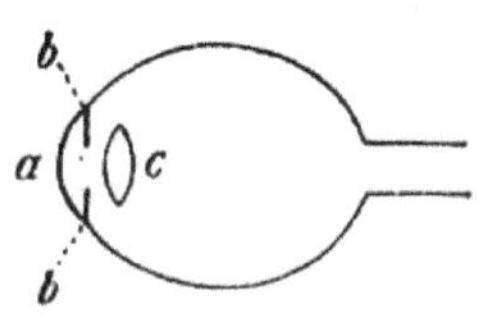

Fig. 4

Noch viele solcher Beispiele könnte ich Ihnen anführen, die beweisen, dass sonderbare Geschehnisse im Tempel des

Körpers wie Mysterien des Lebens sich abspielen, ohne unser Bewusstsein, ohne unser Ich durch eine bildende Macht, ohne dass solches in irgendeiner Abhängigkeit von einer Funktion, etwa eines vorhandenen reparierenden Denkapparates, stünde. Bedenken Sie nur, dass die Zellen, die die Iris bilden, um den Verlust der Linse wettzumachen, ein fabelhaftes mathematisches Formwissen haben müssen, wie es kein Professor der Mathematik jemals besitzen kann. Die Linsenzellen lagern sich so, dass sie genau in der Linie des größten optischen Nutzens gebildet werden. Die Zellen haben also volles Richtungs-, Ziel- und Zweckbewusstsein, sie besitzen scheinbar genaue Kenntnis von den Brechungsgesetzen des Lichtes usw. Der Vorgang ist um so wunderbarer, als hier nicht etwa das Licht optisch einfach zentriert wird in derselben Achse des einströmenden Strahles, sondern dass es zu einer Stelle der Netzhaut im Tierauge gebrochen wird, an der die größte Lichtempfindlichkeit besteht. Also stellen Sie sich eine Linse vor, die höchst kunstgerecht und bewusst schräg bricht. Muss nicht jedem dieser Zellchen ein sicheres Wissen dieser Brechungsgesetze ständig eingeflüstert sein? Denn wie kommt es dazu, dass es sich genau so lagert, wie es für das betreffende Individuum zur Lichtempfindung am besten ist? Alle diese Dinge beweisen, dass Reparations- und Regulationsmechanismen im Körper am Werk sind ohne jedes Zutun des „Ichs“. Bei dem schlafenden Menschen z. B. heilt eine Wunde genau so wie bei einem wachenden. Ich selber beobachtete einen vergifteten Studenten, der zwölf Tage bewusstlos lag und dessen Hiebwunden genau so heilten, wie wenn er wach gewesen wäre. Was wäre einmal das für eine prächtige Kinoaufführung, wenn man imstande wäre, die Heinzelmännchen der Wundheilung in Aktion aufzunehmen, wie sie sich die Sprossen und Leiterchen der Blutgefäße zureichen, und welche wunderbare Filigranarbeit da getan wird, die ein Benvenuto Cellini nicht schöner machen könnte, ohne dass des Menschen Ich auch nur das geringste dazu tut.

Wenn also das, was wir metaphysisch die Seele nennen, hier am Werk ist, so muss sie wie ein unsichtbarer goldener Faden des Alls gleichsam in die Körperorgane eingelassen sein, so muss dieser Faden der Träger alles Individuellen sein. Ja, er muss sich diesen Körper mit all seinen Klüften und Katakomben geschaffen haben. Uns bleibt nichts übrig, als dieses Wunder anzuerkennen und damit eine Revision unserer mechanistischen und materialistischen Weltanschauung vorzunehmen. Aber es bleibt noch etwas Weiteres übrig, nämlich, das Ich als eine Funktion des Gehirns zu erweisen.

Denn ebenso, wie wir die Seele nicht an einer bestimmten Stelle des Körpers finden, so sitzt auch das Ich nicht an einer bestimmten Stelle des Körpers, sondern es kann nur aus einer gemeinsamen Arbeit bestimmter Zellen erschlossen werden, wie das sehr bald noch näher ausgeführt werden soll. Wir haben heute nur zu bemerken, dass unser Ich auch entwicklungsmäßig sich herausgebildet hat aus Uranfängen, und zwar aus Uranfängen des Sympathikus überhaupt. Es hat unser Ich, bevor es geboren wurde, schon eine Todesruhe gehabt, die erst aus einem Grab vor der Geburt heraussteigt als ein langsam sich entwickelnder Keim von Bewusstheit.

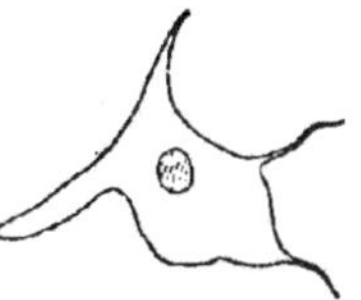
Fig. 5

Das Ich hat einen langen Marsch gemacht aus dem Unbewussten zu dem Unterbewussten und aus dem Unterbewussten zum Ichbewusstsein. Um diesen Marsch zu skizzieren, will ich hier eine Zelle auszeichnen (Fig. 5). Sie kann sich selbst formen, selbst treiben und in graziösem Schlängeln ihrer Ärmchen sich bewegen. Diese Fähigkeit zur Vielgestaltigkeit beruht auf einer Reizbarkeit der Substanz. Diese Reizbarkeit ist in höheren Lebewesen differenziert und organisiert. Wenn die kleinen Moleküle auf Lichtstrahlen, Temperaturströme, elektrische und mechanische Spannungen wie auf Erlebnisse reagieren, so entsteht eine Art von Nervenzelle.

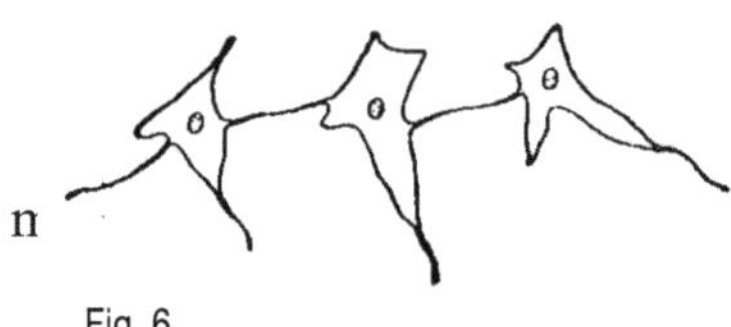

Fig. 6

Diese Nervenzelle wird zum Träger alles dessen, was die Seele eines solchen Tierchens ausmacht. Und wenn nun mehrere Zellen zu einem Organ verbunden sind, da kommunizieren und verbinden sich die Fädchen aus anderen Zellen, sodass ein Netz entsteht (Fig. 6). Das ist die erste Geburt des Sympathikus. Denn wenn nun die Bildung zu immer höheren Organismen empor schreitet, so kann man sich vorstellen, dass diese Übertragung und Fortleitung der Reizbarkeiten schließlich in jedem großen Menschenorganismus im Prinzip dieselben Bildungsformen ausmacht.

Es kommt dazu: Die Nerven, die von unserem Gehirn hineingesendet werden in die Körperhöhlen, finden sich auch in jeder Zelle in einer Fädchenform (Fig. 7). Wir haben nun zwei Nervenendfäden in der Zelle, den positiven des Sympathikus und den negativen des Hirnrückenmarks. Zwischen den Funktionen dieser beiden Systeme von Reizleitungen pendelt das Leben einer Zelle hin und her. Die Diagonale dieser beiden Wirkungen ist eben ihr Leben. Zu immer höherem Aufstieg sammeln sich die Nerven in einem System von Leitungen, das bis zum Gehirn aufsteigt, und wir bekommen hier zum ersten Mal die Strombahnen des Sympathikus zu schauen. Er ist der Nerv des Unterbewusstseins, weil in ihm das Urnervengefühl, welches schon die Amöbe hat, verankert ist.

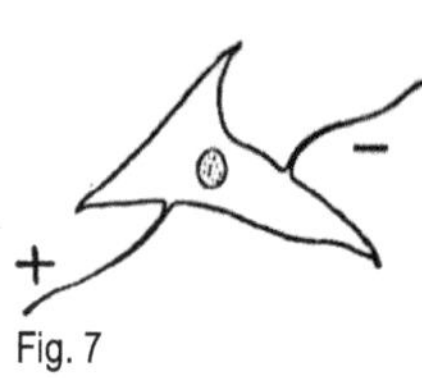

Fig. 7

Wir können das nicht besser ausdrücken, als wenn wir sagen: Sei ein Mensch mit seinem Vorderhirn ein noch so sicher vorwärtsstürmendes Genie, habe er hier im Gehirn einen Apparat von einer noch so staunenswerten Klarheit und Helligkeit, er wäre ein tönendes Erz, wenn nicht der Sympathikus mit seiner schollengegründeten, erdgewurzelten Bauernsicherheit ihm einen dauernden Bestand und eine Vernunfthemmung garantierte. Das nennt man: Mit dem Herzen denken. Wer nicht mit dem Urgefühl einer vom All gesteuerten Richtung denkt, dessen gesamte Hirnarbeit wird vergeblich sein. Hier schon kündet sich das Goethesche Wort an, dass „jede große Menschentat in einem guten Herzen wurzelt“.

Wenn unsere Zeit so ungeheuer stolz ist auf die Verstandestätigkeit, so läuft sie Gefahr, ihre Wurzeln im Herzen zu verlieren, und ein Volk, das glaubt, alle Dinge der Welt allein mit dem Kopf lösen, die Welt egoistisch einstellen zu können, kommt schließlich an den Rand des Bankrotts. Die Qualen, die ein Einzelner und ein Volk in solchen Fällen durchmacht, nennen wir Gewissensqualen. Es ist das Zusammenprallen des eitlen Verstandes mit dem generellen Willen, seiner allgemeinen Richtung, welche die Seele dem Körper mahnend zuflüstert. Wehe, wenn ihn sein Verstand zu exzentrischen, die generellen Takte zerreißenden Synkopen verlockt, er wird aus dem Orchester der Welt herausgeschleudert, Irrtum, Krankheit, Wahnsinn oder Selbstmord reißt ihn aus dem Rhythmus der Welt.

2. Die Physiologie des Ichs

Je tiefer ich mit diesem heutigen Thema greifen möchte, um so mehr zweifle ich, ob ich mir gerade hier Ihren Beifall verdienen kann. Ich werde es aber redlich versuchen, und zwar deshalb, weil die heutigen Darlegungen für alle weiteren Betrachtungen uns ein Fundament bilden sollen.

Ich gebe hier als Erster eine physiologische Darstellung der Vorgänge, welche zu einem Ichgefühl führen, und es würde unmöglich sein, für diese Art von Geistigkeit eine anatomisch-physiologische Basis zu finden, wenn uns nicht ein psychologisches Experiment im größten Stil dabei zur Seite stünde, nämlich das Experiment der Narkose, die ich nicht nur an Patienten tausendfach, sondern auch an mir selbst einige zwanzig Mal auszuführen Gelegenheit hatte. Ich habe mir selbst eine Narkose ersonnen, die leidlich ungefährlich ist, und auf dem Weg dieser Narkose, dieses Experimentes der Seele, kann man einen Pfad finden, der erkennen lässt, wie die Hirnfasern untereinander arbeiten, wie sie miteinander verbunden sind und gegenseitig in Beziehung stehen.

Ich will zunächst rekapitulieren, dass wir den Unterschied zwischen Seele und Ich schon so formuliert hatten, dass wir sagen konnten: Die Seele ist etwas Metaphysisches, sie ist kein Produkt des Körpers, sondern etwas den Körper Schaffendes und ihn Durchrieselndes. Das Ich aber ist etwas Physisches, denn auch unser Geist ist etwas Physisches, ein Apparatzustand, eine Wirkung, eine Funktion unserer Nervenzellen. Um dieses Verhältnis klar zur Anschauung zu bringen, möchte ich einen Vergleich wagen, nämlich den mit dem Mond.

Auch von dem Mond sehen wir immer nur eine Seite, und wir wissen nicht, ob da hinter den Bergen auch noch Leute wohnen. Wir können immer nur die eine lichte Seite betrachten. So ist es mit allen Welterscheinungen. Fast alles, was wir studieren, ist uns nur von einer Seite eingestellt, betrachtbar, fast möchte ich sagen im Sinne der prästabilisierten Harmonie von Leibniz, d. h. einer gewissen Resonanzbestimmung, während andere Seiten uns bis jetzt verschlossen sind. Denn mögen Sie sich immer mit mir auf den Boden der Entwicklung stellen, dass alles im Aufstieg begriffen sei, so ist gerade am Gehirn eine Entwicklung, eine Evolution deshalb denkbar, weil die Schädelkapsel erst mit unserem achtzehnten Jahr definitiv geschlossen wird.

Bis zum achtzehnten Lebensjahr ist der Schädel dehnbar, sind also Bildungen an der Hirnsubstanz möglich ja sogar gleichsam vorgesehen. Wenn Sie den entwicklungsgeschichtlichen Gedanken Goethes verfolgen, dass der Wirbel sich schließlich zu einem Schädel erweitert und ausgeblättert hat und dass man an dem Schädel einen Wirbel in höchster Entwicklungsstufe erkennen kann, so ist die Konsequenz — die Goethe nicht ganz deutlich ausgesprochen hat —, dass das Rückenmark sich zum Hirn entwickelt hat, also eine Art Ausstülpung des Rückenmarks zum Gehirn vorliegt, und es ist der Gedanke möglich, dass diese Ausstülpung noch lange nicht zu Ende ist. Vielleicht werden wir die Bayern mal mit einer großen Hirnraupe begrüßen können, wenn sie uns erst in einer fernen Zukunft wieder freundlicher behandeln.

Der Entwicklungsgedanke ist noch weiter zurückzuführen. Man kann sagen, das ganze Gehirn ist schließlich ein Beweis für den Aufstieg der Materie zur Geistigkeit, es ist eine höchste Stufe der Entwicklung des Sympathikus-Urgeflechts. Wir haben ja schon den Sympathikus als den Urvater der Nervensubstanz kennengelernt, der sich zu einem Nervensystem kristallisiert hat, das zu allen Körperteilen Beziehungen hat, kein Organ auslässt, keine Drüse, keinen Muskel, und seine letzten Verzweigungen bis hinauf in die Gruppen des Gehirns sendet.

Nun aber zurück zu der Geburt des Ichs.

Wie ist es überhaupt zu verstehen, dass diese vielen Milliarden, ja Trilliarden von Zellen des Organsystems in sich eine Einheit nicht nur produzieren —- das können auch die Pflanzen und die Tiere —, sondern dass diese Einheit dem ganzen Zellsystem - bewusst wird. Wie kann aus einem kleinen Lebewesen ein wirkliches konzentriertes Gefühl von ihm selbst entstehen, eben das Ichgefühl? Das ist ein ungeheures Rätsel, und soviel ich weiß, ist es noch nicht versucht worden, auf physiologischem Weg dieser Sphinx näherzutreten. Woher kommt es, dass diese kleinen Zellen sich Zelle für Zelle dem Ganzen fügen und einem nicht erkennbaren Kommando sich unterstellen? Wenn man sich vorstellt, dass diesem Kommando fehlen würde und nun die Zellen auseinanderfallen in irgendwelche kleinen Wesen mit eigenen Sonderbewegungen, so könnte man jeden Menschen sich aufgelöst denken zu einem ungeheuren Ameisenhaufen von kribbelnden Zellen. Wer gruppiert diesen Wirrwarr andererseits zu den wunderbaren Teppichfalten des Körpers, zu seinem über jede Maschine triumphierenden Wunderbau, in dem ein Rad ins andere greift, eine Mühle die andere treibt, Milliarden Zellen mit anderen gemeinsam betriebstätig sind „und sich die goldnen Eimer reichen“? Wo ist der Zentralsitz für diese Einheit? Im Körper ist er nicht zu finden; denn die einzige Stelle, der sogenannte Lebensknoten zwischen Gehirn und Rückenmark, den man mit einer feinen Nadel durchstechen kann, führt nicht zum vollständigen Stillstand aller Funktionen, sondern zum Aufhören der Atmung. Aber die Nervensubstanz ist so wenig abhängig von der wirklichen inneren Funktion, dass sie noch reizbar bleibt, bis zu sechs Stunden nach dem Tod. Man hat Elektroden angesetzt an die Nerven Verstorbener und hat Darmbewegungen erzielt. Die Nervensubstanz ist eben in alle Gebilde des Körpers hineingeführt, fast wie ein vegetativer Baum, und wir werden noch sehen, dass meiner Meinung nach mit der jetzigen Anschauung der Medizin, dass die Tätigkeit der Nervensubstanz allein von ihrer Ernährung und der Diosmose abhängig sei, nichts anzufangen ist.

Ohne mich hier in dies Thema zu vertiefen, möchte ich nur darauf hinweisen, dass die Blutgefäße die Nerven gar nicht in dem Sinne ernähren können wie die anderen Organe, einfach deshalb, weil eine komplette Blutleere —- z. B. bei blutarmen jungen Mädchen und geschwächten Menschen, die ein wenig gutes Blutmaterial haben — die größten Unruhen verursacht, dass diese Menschen vorwiegend die Sucht haben, sich viel zu bewegen, wie sie ein Gesunder gar nicht hat, dass, je weniger die Nerven ernährt sind, sie sich desto mehr Blitze, Kommandos und Reize zuwerfen. Das könnte nicht sein, wenn die Nerventätigkeit abhängig wäre von der Ernährung oder der Durchströmung von Nahrungsstoffen. Das kann nicht richtig sein, weil eine Kugel — man hat das oft gesehen —- ehe sie den Augapfel erreicht, zuvor ein geschlossenes Lid trifft; das Lid muss erst durchschlagen werden, so blitzschnell zieht sich dieser kleine Vorhang selbsttätig vor. Wo sind da die Ernährungsströme, die so schnell reagieren? Wo ist die

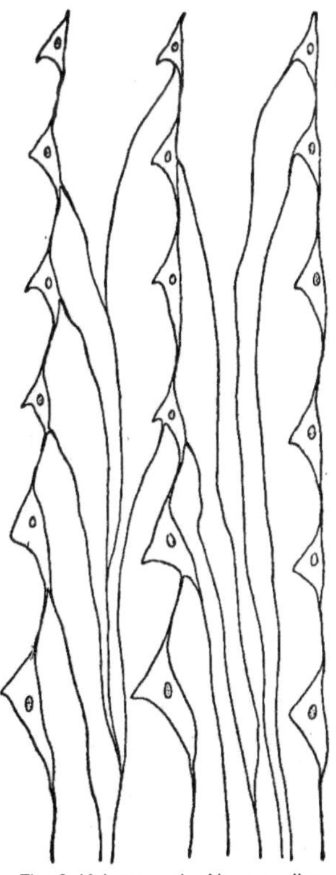
Fig. 8: Kolumnen der Nervenzellen (Ganglienzellen).

Ernährung und wo ist der Stoffwechsel, wenn einer eine Depesche bekommt, sein Bruder sei gestorben, und er nun in Ohnmacht fällt? Wie kann das Stückchen Papier einen Stoffwechsel veranlassen? Wie kann ein Stoffwechsel beschaffen sein, der beim Hervorstoßen von vier Buchstaben E, s, e, l eine Ohrfeige auslöst?

Das kann nicht richtig sein.

Wir werden sehen, dass das Blutgefäßsystem einen ungeheuren Einfluss hat auf die Tätigkeit des Gehirns, aber nur im Sinne eines elektrisch zuckenden Hemmungsapparates.

Mit diesem Gedanken des Wechselstromapparates, der sogenannten Neuroglia, bin ich mitten in meiner Theorie auch vom Wesen des Ichs.

Aus dieser Zeichnung (Fig. 8) ersehen Sie, dass die Nervenzellen der Großhirnrinde in Pyramidenreihen von der Oberfläche in die Tiefe gehen, Kolumne neben Kolumne. Ich zeichne Ihnen hier nur drei solcher Reihen.

Die Nervenzellen besitzen nun nicht nur untereinander Verbindungsfäden, sondern sie senden auch jede einen Leitfaden abwärts in die Tiefe des Gehirns und über das Rückenmark hinaus bis in die äußersten Peripherien des Körpers, wo sie mit den Nervenzellen des Hautsinnesgehirns in Verbindung treten, was wir schon wissen (s. S.13).

Die Summe aller dieser zu- und ableitenden Nervenzelltelegrafendrähte macht die weiße Hirnsubstanz aus, und die Fasern derselben durchsetzen auch die tiefer gelegenen Hirnknollen und Funktionszentren, welche wir der Einfachheit wegen in unser Kolumnenschema mit einbeziehen. Sie können sich die Anordnung der Hirnnervenzellen auch unter dem Teilbild eines durchschnittenen Baumstammes

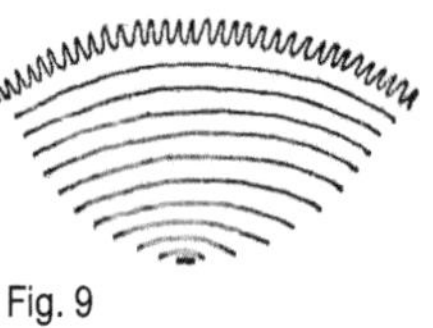
Fig. 9

vorstellen, dergestalt (Fig. 9), dass die im Zickzack eingezeichnete Borke des Baumes die oberste Schicht der Hirnrinde darstellen würde und die konzentrischen Kreise darunter die nebeneinander und untereinander angeordneten Nervenzellschichten bedeuten würden. Es bedeuten also die einzelnen Jahresringe des Baumdurchschnittes die Zonen der Nervenzellgruppen von oben abwärts in die Tiefe reichend.

Nun sind um alle Nervenzellen wie um diese eine hier (Fig. 10) die Ausläufer der Blutgefäße gelagert, welche die einzelnen 1500 Millionen Nervenzellen und ihre Ausläufer umspannen, wie ein Handschuh die Finger, und deren Füllung oder Entleerung eben nach meiner Neurogliatheorie (Neuroglia ist eben die blutgespeiste Faserumhüllung der Nervenzellapparate) den Anschluss (Kontakt) der Nervenzellausstrahlungen verhindern oder erleichtern. (Hemmungstheorie.)

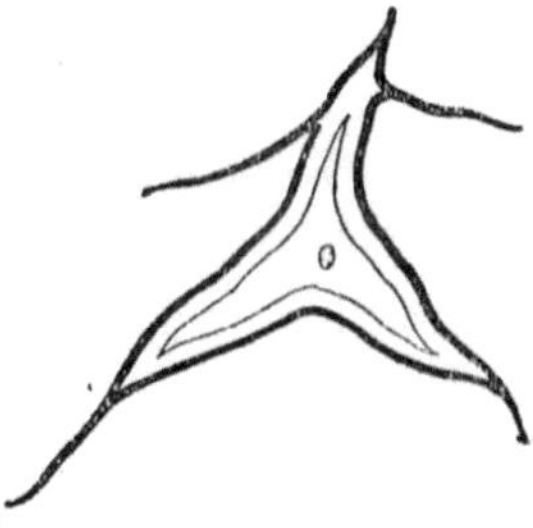

Fig. 10

Und nun wollen wir das Experiment der Narkose und ihren Ablauf an der Kolumne der Nervenzellpyramide oder an dem Baumrindensystem der einzelnen Nervenzellschichten verfolgen. Ich schildere Ihnen den Prozess der Narkotisierung nach Beobachtungen an mir selbst, die in Tausenden von anderen Fällen immer bestätigt werden können. Trotzdem man langsam sich betäubt werden fühlt, kann man bis zum Bewusstseinsschwund an sich selbst sehr gut beobachten, was am geistigen

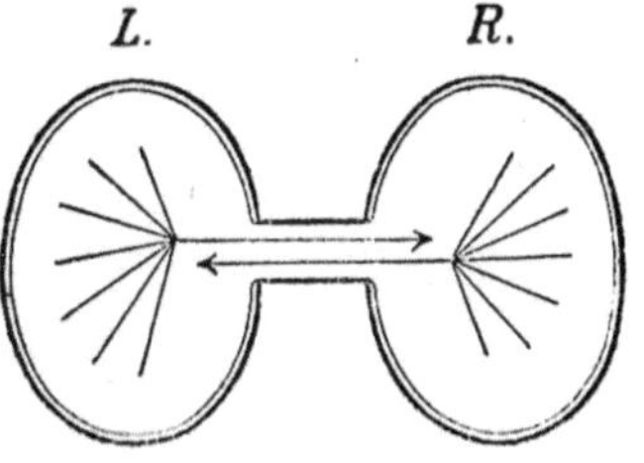

Fig. 11

Vermögen während des Einatmens des gasförmigen Giftes geschieht. - Auch diese Selbstbeobachtung wäre nicht möglich ohne die Einrichtung, dass die eine Gehirnhälfte in die andere hineinsehen kann; eine ist die leidende, die andere die beobachtende. Ein Hirnprisma kann eben mit einem Gegenprisma Zeichen austauschen. Man kann ein Leidender sein und doch ist ein anderer noch in uns, der alles beobachtet, weil ein Teil des Gehirnes das Geschehen und die Zustandsänderungen anderer Teile beobachten kann.

Wir haben hier die linke Großhirnhälfte und hier die rechte (Fig. 11). Die linke kann die rechte beobachten und die rechte die linke, weil ein Querkabel dort mit Drähten eingestellt ist, welche die Kommunikation übernehmen. — Bei der Narkose nun wird zunächst die oberste Schicht der Nervenzellen ergriffen, und zwar müssen wir das deshalb annehmen, weil es ein Grundgesetz ist, dass alle Gifte, welche auf das Gehirn wirken, namentlich das narkotische Gift gleichsam wie ein Wasserpeiler in die Tiefe gesenkt werden (Fig. 12).

Fig. 12

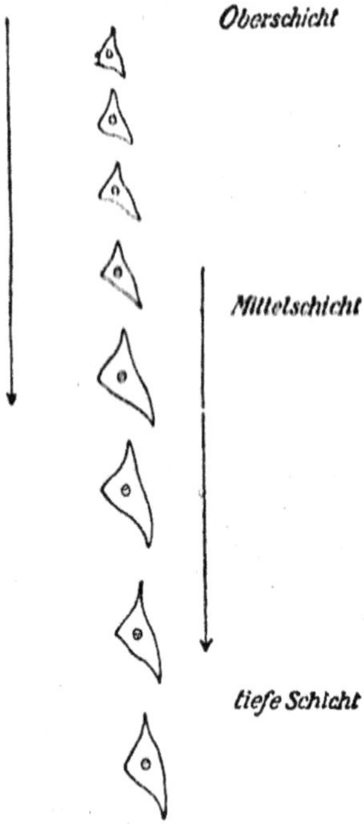

So steigt das Gift langsam von den jüngsten Schichten bis in die ältesten. Danach habe ich ein Schleichsches Gesetz aufgestellt. Die Methode der Giftwirkung gestattet nämlich, das Alter der einzelnen Gehirnschichten zu erkunden, weil ihr Alter im umgekehrten Verhältnis zu ihrer Tiefenwirkung steht. Zuerst kommt die Borke heran, dann geht es baumringartig schichtweise in die Tiefe, über alle möglichen Lager und Schichten von Fähigkeiten des Geistes hinab bis zu den letzten Regulationen der Lungen- und Herztätigkeit. Beim Zentrum des Herzens steht der Apparat still. Das Herz ist, wie der Lateiner sagt, das „ultimum moriens", das, was zuletzt stirbt. Und so muss es wohl sein, denn wir wissen von der Amöbe, dass in ihr schon ein kleines Wasserbläschen rhythmisch pulst.

Diese Zusammenziehung eines Wasserbläschens mit rhythmischer Kontraktion ist das Urbild und Urmodell unseres großen und gütigen Menschenherzens. Man kann also sagen, weil es sich immer wieder gesetzmäßig bestätigt: Je jünger eine Nervenzelle in ihrer entwicklungsgeschichtlichen Stellung ist, desto eher wird sie von der Narkose attackiert.

Nun ist es interessant, wenn man narkotisiert wird, zu beobachten, dass die ersten Schichten, die gehemmt werden, diejenigen sind, welche die Begriffe von Raum und Zeit übermitteln (Fig. 13). Die Orientierung der Zeit wird zuerst attackiert, der Raumbegriff verschwimmt, dann kommt die Kausalität - Ursache und Wirkung. Hier haben wir

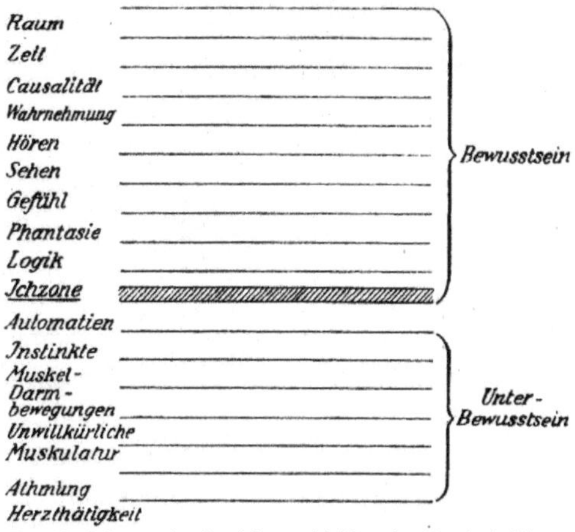

Raum
Zeit
Causalität
Wahrnehmung
Hören
Sehen
Gefühl
Phantasie
Logik
Ichzone
Bewusstsein
Automatien
Instinkte
Muskel-
Darm-
bewegungen
Unwillkürliche
Muskulatur
Unter-Bewusstsein
Athmung
Herzthätigkeit

Fig. 13: Schema der Funktionsschichten der Hirnrinde bis zu den tiefsten Hirnlagen, wie sie die Narkose aufdeckt.

schon ein merkwürdiges Resultat, welches scharf kontrastiert mit der Philosophie Kants. Kant hat die Kritik der reinen Vernunft aufgebaut auf dem sogenannten vorgestellten a priori-Begriff, den wir besitzen, mit dem wir gleichsam geboren werden. Ein Missverständnis kann entstehen, wenn man annimmt, dass diese a priori-Begriffe zu tiefst in den Menschengeist eingewurzelt sind, gleichsam in unsere Geistesursubstanz, und nun beweist die Narkose, dass Raum und Zeit zu den sehr jungen Sprossen des Gehirnbaumes gehören. Ich möchte nebenbei darauf hinweisen, dass diese Tatsache eine sonderbare Spiegelung in Einsteins neuer Theorie erhält, in der auch eine Attacke gegen den klassischen Raum- und Zeitbegriff enthalten ist. Das führt uns aber zu weit ab von unserem Kernpunkt. Begnügen Sie sich also damit, dass Raum und Zeit und Kausalität bei jedem narkotisierten Menschen zuerst erlöschen. Dann kommt die Fantasie, die Logik, die Wahrnehmung, das Hören, das Sehen, das Tastgefühl. Und nun, wenn durch den Reiz der Narkose meine Fantasie die größten Sprünge gemacht hat, wenn die logischen Beziehungen aufgehört haben und mein allgemeines Wahrnehmungsgefühl erloschen ist, geht die Verminderung des Bewusstseins weiter schichtweise in die Tiefe. Bei dem Angriff gegen die Fantasie wird erst die Traumfähigkeit sehr lebhaft gereizt, ehe sie abgestellt wird. Bei der Attacke gegen die Logik glaubt man im Traum Dinge gelöst zu haben, die sonst bewusst gar nicht zu lösen wären. Ich selbst habe einmal in der Traumfantasie ein großes mathematisches System zu entdecken geglaubt, das sich nachher in eitel Dunst auflöste. Dann wird das Gefühl der Wahrnehmung pervertiert, Hören wird in Halluzinationen umgesetzt, bis auch alle Sinneseindrücke schweigen, bis sich gleichsam Ohrenlider vor unsere Hörfähigkeit herabsenken, wie die Natur sie uns vor die Augen gesetzt hat. Dann kommt das Tastgefühl heran. Die Schmerzen hören noch nicht auf, sie werden abgedämpft, während furchtbare

Vorstellungen von der Fantasie heraufbeschworen werden, ameisen- und eidechsengleich schießt die Fantasie umher. Und nun erst, etwa an zehnter Stelle, verschwindet das Ich in das Meer der Vergessenheit und Versunkenheit. Was darunter ist, ist alles Tätigkeit des Unterbewussten. Unter der Ichzone tritt das Schmerzgefühl in einen Lähmungszustand, dann erst kommen die Automatien, die Reflexe und Instinkte; in noch größerer Tiefe werden die unbewussten Bewegungen abgestellt; nach diesen die Atmung, dann das Herz. Jetzt können wir den Weg auch rückwärts gehen und das Alter der einzelnen Gehirnteile von unten her feststellen. So kann man manch Interessantes konstatieren: das Herz ist die erste Organisation, die zuerst auftritt innerhalb der zuckenden Zellvakuole; die Funktion der Atmung folgt, hier sind gleichsam die Büros, wo die Direktoren sitzen, die die einzelnen Glühlämpchen in den Lungen am Sauerstoff entzünden lassen, dann kommt aufwärts die Eingeweidetätigkeit und diejenige von Magen und Darm, automatische Reflexe und Instinkte; alle diejenigen Funktionen, die nicht mehr durch die Neurogliaaktion wechselnd gehemmt werden, sondern die wie Kabel daliegen, welche in stets derselben Stromrichtung Nervenzellfunktionen und Muskelaktionen unabänderlich, nie wechselnd, verketten, während in all den bewussten Zonen die Tätigkeit der Blutgefäße vom Sympathikusnervengeflecht kommandiert wird und die Gefäße sich dadurch erweitern oder verengen und so die Tätigkeiten variieren lassen. Aber in der unterbewussten Zone, unterhalb der Ichkette, ist alles definitiv festgelegte Strombahn. In höheren Zonen aber ist alles der wechselnden Ein- und Ausschaltung durch die Neuroglia zugänglich, hier gibt es Wahl und Wille.

So ist die Ichzone also nachweislich zwischen dem Unterbewussten und dem Bewussten eingespannt, und ich will nur gleich sagen, sie ist gleichsam der Beobachtungsposten, der aufzuckt, wenn die Außenwelt durch die

Sinnesorgane und die Innenwelt durch den Sympathikus dauernd kleine Meteorsteinchen gegen die Atmosphäre schleudern, die hier aufblitzen wie jene. Das bringt uns auf den Gedanken, dass das Ichgefühl mit dem heiligen Augenblick verknüpft ist. Was ist der Augenblick, dieser Tautropfen an einem Grashalm auf der Riesenwiese der Ewigkeit, der erleuchtet ausblitzt, nur einmal da war und nie wiederkommt? Nun, ein Augenblick stellt für das Hirn diejenige Phase dar, in welcher das Blut zum Herzen hineinströmt und wieder abgesogen wird. Dieser gefühlte Vorgang ist die Geburtsstätte unseres Zeitbegriffes, wie das Tastgefühl den Begriff des Raumes geboren hat. Aber ehe Zeit in uns war, war schon Raum vorhanden. Zeit ist also eine Funktion des Raumes. In einem Augenblick der physiologischen Entleerung sämtlicher Neurogliaströme ist die Fähigkeit einzig für diese Nervenzellen zur Beobachtung gegeben.

Genau abgezählt an dem Pulsschlag der Welt, übereinstimmend mit dem Rhythmus des Sonnenssystems, ist das Menschenherz eine Art Uhr, welche mit 60 Schlägen durchschnittlich mit dem Rhythmus der Welt zusammenschlägt, und wir haben zu lernen, dass in diesem Aufblitzen der Ewigkeit von den Nervenzellen sechs bis zehn Beobachtungen gemacht werden können. Also müssen wir sagen, das Ich ist gebunden an ein Aufblitzen von Reizen in der Bewusstseinszone und vom Aufleuchten der Anregungen am Sympathikus, die beide ihre Wellen gegen diesen Strand anprallen lassen. Das Ich blitzt von Neuem auf in jeder Sekunde. Es ist also etwas, was immer im Augenblick neu entsteht, und ist nichts Kontinuierliches. Es scheint uns nur deshalb kontinuierlich, dauernd vorhanden, eine Kette von Zuständen, das Gefühl eines Beständigen, eines dauernden Seins, weil diese Phase des Aufblitzens der Sternschnuppen von der bewussten und der unterbewussten Welle immer wieder von Neuem aufspringt und Blitz auf

Blitz folgt, so schnell hintereinander aufzuckt, dass eben für uns die Täuschung einer Dauer und eines Zustandsverweilens entsteht.

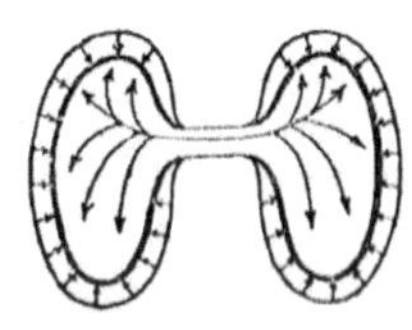

Fig. 14: Die durch kräftigere Linien bezeichnete Lichtzone des Ich wird von den übrigen Nervenzellapparaten als Objekt betrachtet.

Die übrigen nicht aufleuchtenden Nervenzellen (es sind ihrer Millionen) haben die Möglichkeit, währenddem das Gefühl einer Kontinuität von Lichtzuckungen zu erhalten und so das Gefühl des Ichs, welches aus Reizphasen geboren wird, den aufmerkenden anderen Nervenzellsystemen zu übermitteln.

Nehmen wir die beiden Hirnhälften (Fig. 14) und zeichnen uns mit einer stärkeren Linie die Ichzone ein, so tritt bei dem Aufblitzen der kleinen Reizzündungen, die von außen und innen gegen die Atmosphäre des Ich anprallen, ein Aufleuchten über der ganzen Hirnrinde auf.

Aber die übrigen hierbei nicht in Aktion befindlichen Nervenzellen sind imstande, dieses Aufblitzen zu beobachten, und nun findet das Merkwürdige statt, dass das Aufleuchten der Zone zu einem objektiven Tatbestand-, zu einer Reizeinheit wird.

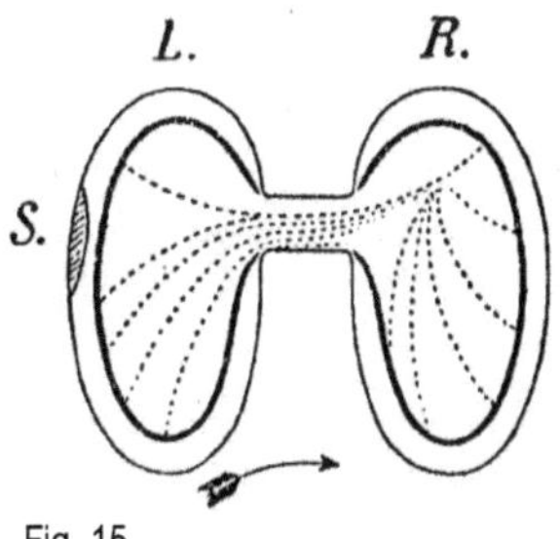

Fig. 15

Ich habe schon gesagt, dass die Doppelteilung des Hirns es ermöglicht, dass wir jeden einzelnen Hirn- und Körperteil beobachten können. So können rechts und links im Gehirn einseitig aufleuchtende Gruppen wie Fremdkörper für sich objektiv betrachtet werden, und wenn nun die ganze aufleuchtende Linie des Ichs wie ein erleuchteter Eisenbahnzug von den übrigen Nervenzellen wahrgenommen wird, so ist das Ich eben etwas Betrachtbares, ein Gegenständliches geworden. Es wird wie von einem Spiegel gefangen, und diese Gesamtheit aller Spiegelungen der strahlenden Ichzone gibt uns das Gefühl: Da leuchtet etwas auf, da ist etwas los, da gleitet ein Feuerstrom.

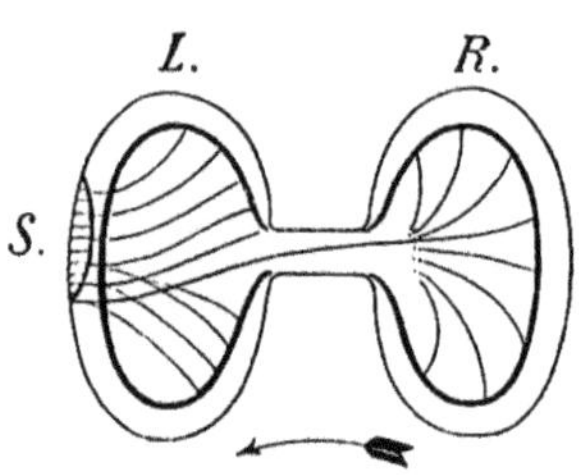

Fig. 16: Die Ichzonenströme gehen zum Sprachzentrum (S) (Wort).

Wir wollen das Bild festhalten, dass dieses Funktionsband zu einem Bündel vereint vor dem inneren Auge der freien Nervenzellen zur Betrachtung freiliegt. Dieses Band ist die Gesamtzone des Ichs. Sie wird von allen Seiten gefüllt, eine Stromakkumulation in der Ichzone staut sich auf. Dadurch wird sie entzündet und kann nun, geleitet durch den Willensimpuls, die drei Orgelregister des Hirns in Bewegung setzen. Entweder sie kann sich auf die Fantasie (Fig. 15) werfen, d. h. zu konzentrierter Aufmerksamkeit übergehen, oder ins Sprachzentrum (Fig. 16) gesandt werden, oder sie kommt in die Zone der Handlung, der Tat, d. h., sie wird auf die Muskelsysteme hingeleitet (Fig. 17).

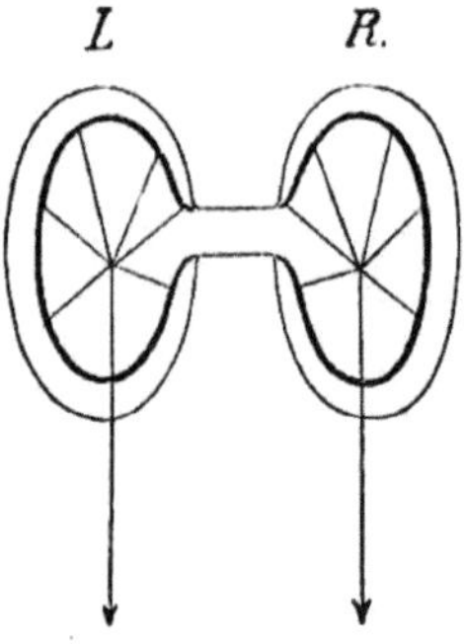

L R.

Fig. 17: Der Ichstrom entladet sich auf die Muskelregister nach Außen (Tat).

Nun zurück zu unserer Narkosetheorie. Es ·ist eingewandt worden, sie stünde auf schwachen Füßen, weil die Funktion der Neuroglia nicht nachweisbar ist. Sie ist aber doch nachweisbar, und dafür ist mir ein Zufall zu Hilfe gekommen.

In Wien hat Dr. Deutsch ein von einer elektrischen Bahn überfahrenes Kind untersucht, dem die Hälfte der Schädeldecke fortgerissen war, sodass das rechte Gehirn freilag. Deutsch hat nun, vielleicht aufmerksam gemacht durch meine Arbeiten, phasisch sehr genau festgestellt, wann das Gehirn voll von Blut und wann es leer war. Und entgegengesetzt der Schultheorie, wonach das Gehirn blutleer sein soll beim Schlafzustande, füllte sich das Hirn mit Blaublut, sobald das Kind einschlief, und sowie das Kind erwachte, wurde das Gehirn schneeweiß. Übrigens brauchen „wir dieses Beispiel eigentlich gar nicht, denn die Javaner haben eine Betäubungsmethode, bei der sie ohne betäubende Gase einen Menschen, den sie einschläfern wollen, von hinten her umfassen und ihm die Drosseladern fest zupressen, worauf der Mensch bewusstlos umsinkt, weil die Neurogliafasern, die letzten Ausläufer der Blutadern, prall gefüllt werden, so dass im Gehirn die gegenseitigen Nervenzellkontakte unmöglich werden und nun ein gleicher Hemmungsvorgang abläuft wie bei der Narkose.

Ferner wurde mir der Einwand gemacht, die Beweisführung von der stufenweise tiefer greifenden Narkose stimme nicht, weil es ja eine schnelle Rauschnarkose gebe, mit der man einen Menschen ganz flach narkotisieren und dann schon Eingriffe vornehmen könne, die ganz erheblich sind, ziemlich tiefe Schnitte zum Beispiel. Das ist deshalb kein Einwand, weil gerade in dem Moment des Anprallens der ersten Chloroformwellen eine plötzliche Erschlaffung der Neurogliagefäße eintritt und nun wiederum schnell die Hemmungsbahn durchlaufen wird bis in die Tiefe des Ichbewusstseins, aber ohne anzudauern. Denn die erste Erweiterung wird schnell beantwortet durch eine Verengung, sodass, wer mit Rauschnarkose arbeitet, sehr gespannt aufpassen muss, damit der Patient nicht zu früh aufwacht. Das ist ein vorübergehender Zustand, der nur durchaus das erklärt und stützt, was ich von der Neurogliafunktion behaupte. Sie können an Ihrer Haut schon denselben Versuch machen, indem Sie mit dem Finger über Ihre Hand fahren und die Haut reizen. Nach dem weißen Strich entsteht bald eine rote Linie auf Ihrer Haut. Nun ist hier die Folge von

Erweiterung und Verengerung umgekehrt wie im Gehirn: Die Schnellnarkose im Hirn ist gleichsam eine flüchtige Gefäßlähmungsnarkose, und es werden die Gefäße sekundär leer, während es bei der Haut umgekehrt ist.

Wenn die Narkose langsam vor sich geht, so geht sie in den aufgefundenen Phasen und Etappen und tritt über die Ichzone, den Instinkten usw. zur Aufhebung des Schmerzgefühles und der unterbewussten Reizbarkeiten. Jede Reizung molekularer Art dient zur Aufspeicherung einer Reservekraft, die wir zu allen unseren Theorien brauchen.

Sie soll in der weißen Insel unter der grauen Substanz liegen. Von dieser Substanz aus kann durch einen Muskel —- den sogenannten Bendaschen Muskel — der Strom nach jeder Richtung geleitet werden. Nur so erhält das Ich einen festen Stützpunkt, sodass ich meine Gedanken richten kann, wohin ich will. Dieser Wille ist nicht absolut frei, aber doch insoweit, abgesehen von meiner steuernden Determination durch den Sympathikus, dass ich meine Stromkräfte teils zum Wort, teils zur Fantasie, teils zur Aufmerksamkeit beliebig und freiwillig dirigieren kann. Ich kann einen Gegenstand erfassen oder liegen lassen, oder darüber nachdenken und sprechen. Ich habe das in meiner Hand, soweit reicht mein freier Wille. Über diese Dinge habe ich übrigens ausführlich im „Schaltwerk der Gedanken." berichtet.

Nun aber, wenn es noch eines Beweises bedürfte, dass diese Theorie von der elektroiden Neurogliatätigkeit richtig ist und dass es nicht Stoffwechsel sein kann, welcher diese Spannungs- und Entladungszustände erzeugt, so spricht dafür eine andere Form eines künstlichen Schlafzustandes. Es ist eben ein Vorzug dieser Theorie, dass sie gleichmäßig alle physiologischen und pathologischen Schlafzustände umfasst. Ein anderer Zustand, der zwischen dem pathologischen und dem normalen steht, ist die Hypnose. Hier fällt jede Stoffeinwirkung weg. Man braucht einem disponierten Menschen nur über die Stirn zu streichen — die

Folgen sind variabel, es gibt aber in der Tat objektive Beweise für die Realität der Hypnose — oder den Blick scharf auf ihn zu richten, ein freundliches oder hartes Wort an ihn zu richten, so werden plötzlich die Gehirnzonen bis zum Ich abgeblendet.

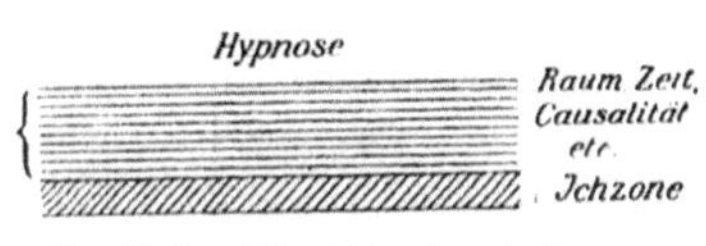

Fig. 18: Großhirnabblendung in der Hypnose bis zur Ichzone.

Orientierung für Zeit, Raum und Kausalität fallen genau so weg in der Hypnose wie in einer Narkose, dann folgen die übrigen Abdämpfungen nicht mehr. Die Hypnose geht in der Tiefenwirkung der Hirnhemmung nur genau bis an das Ich heran; das Ich aber als Zone bleibt bestehen (Fig. 18).

Das bedeutet, dass das Ich bloß liegt wie ein Muskel unter dem Messerschnitt. Die geistige Oberhaut ist abgetrennt, darunter liegen die tieferen Zonen frei, die Zone des Ichs ist entblößt. Sie ist gleichsam nun ein Klavier, auf dem ein fremder Wille spielt (Fig. 19). Der fremde Wille ist direkt unter Ausschaltung der Orientierung dem Ich zugänglich, sodass also sogar Aufträge, die gemacht werden, in der Hypnose ohne Weiteres, von dem bloßliegenden Ich automatisch vollzogen werden, genau, als wenn das eigene Bewusstsein aller abgeblendeten Zonen das Ich agieren ließe.

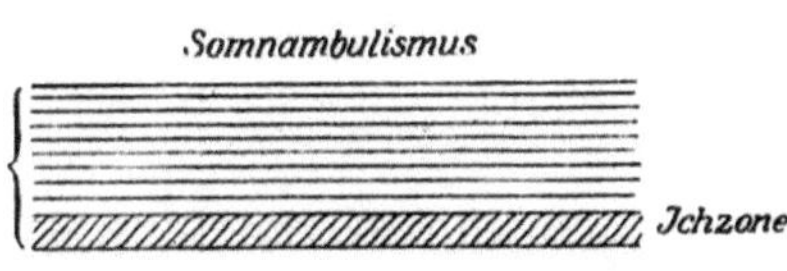

Fig. 19: Großhirnabblendung beim Somnambulismus. Die Ichzone wird mitgehemmt und abgeblendet.

Hier stecken die Lösung und der Schlüssel zu dem Kernpunkt der Hypnose. Es kann nach dem Eintritt der Hypnose jemand anderes als das Ich auf unseren Apparaten Klavier spielen. Das ist deshalb um so bemerkenswerter, als von chemischer Einwirkung durch einfaches Streichen, durch Worte oder durch Blicke gar nicht die Rede sein kann. Das ist ein Beweis gegen die endosmotische und Ernährungstheorie im Gehirn. Einesteils ist meine Auffassung hier klarer, einfacher, andererseits aber viel spezialisierbarer, und ich hoffe, dass durch die weitere Analyse Ihnen diese Theorie ganz geläufig werden wird, jedenfalls nicht schwerer als das Begreifen der Konstruktion eines elektrischen Apparates. Damit will ich nicht sagen, dass dieser Apparat eine Maschine ist, aber er hat eben wie der Mond eine erkennbare und eine nicht erkennbare Seite, und wir betrachten nur die mechanische Seite, welche unserem Denken zugänglich ist.

Von der Hypnose ist es nur noch ein Schritt zum Somnambulismus. Sie brauchen sich nur vorzustellen, dass die Ichzone mit abgeblendet ist.

Manche Menschen, die ein lockeres, noch tiefer affizierbares Gefäßsystem haben, also nervöse Menschen, können unter Umständen eine tiefe Bewusstseinsblendung erhalten, sodass nicht nur Raum, Zeit und Kausalität fortfallen, sondern dass auch noch ihr Ich einbegriffen wird, wie in eine Klammer mit eingeklemmt wird. Bei diesen Menschen liegen dann also die Automatien und die Instinkte, die Muskelzentren und die Gleichgewichtssteuerungen gleichsam bloß, und in diesem Zustand können sie schon durch das Aufleuchten eines Mondstrahls bis zu dämonischen Taten hineingerissen werden. Ihr Ich ist mitgehemmt, und die Automatien liegen frei, während alles Bewusstsein in der abgeblendeten Hirnschicht schlummert.

Wir haben es da mit reflektorischen Gefäßkrämpfen zu tun. Ich erinnere an ein Beispiel, welches der große Balladenkomponist Karl Löwe — übrigens ein Landsmann von mir — an sich beobachtet hat. Er war Somnambulist, wusste aber, dass sein Zustand stets endete, wenn er sich sein Pfeifchen ansteckte. Er legte es deshalb an sein Bett, und sobald er in den Nachtwandlerzustand geriet, griff er auf dem Nachttisch nach seinem Pfeifchen, und der Zustand war zu Ende. Das schöne Lied vom Nachtwandler von Brahms — „Weh den Stimmen, die ihn riefen“ —- enthält eine absolute Wahrheit.

Wenn jemand mit abgeblendetem Ichgefühl automatische Bewegungen macht, eine Dachrinne emporklettert oder Ähnliches tut, und plötzlich angerufen wird, so muss natürlich die Ichzone und die Zone der Fantasie plötzlich überflutet werden von Meldungswellen aus dem Diesseits, über die man sich nicht so schnell orientieren und zurechtfinden kann; wie wir ja auch, wenn wir aus tiefem Schlaf erwachen, nicht immer gleich alles klar überschauen und uns verwirrt fragen: Wo sind wir denn? Der Somnambule, der plötzlich in höchster Höhe in gefährlicher Situation erweckt wird, kann sich nicht gleich orientieren, er verliert aus Unsicherheit die Muskelfixation, die Automatien hören auf und er stürzt in die Tiefe. Bei dem gewöhnlichen Schlaf ist schon meist eine Abblendung bis an das Ich heran vorhanden. Da, wo ein tiefer Schlaf uns gepackt hat, ist auch kein Traum vorhanden; nur wer flach schläft, träumt. Innerhalb des flachen Schlafes können im Traum die merkwürdigsten Perversionen des Ichs auftreten, die sogar das Ich in etwas Gegenständliches wandeln können. Man kann träumen, zum Beispiel, das Ich, die Zone des Ichs sei ein Stiefel, eine Wanne. Man kann träumen, man ist eine Fahnenstange. Man kann die einfachen Bewegungen, welche man in der Atmung ausführt, in der Perversion des Ichs umdeuten in einen Flugtraum, wie ihn jeder gehabt hat. Indem man die Muskelzuckungen fühlt, die eintreten, wenn das Gehirn Reserveströme auf die Glieder entlädt, und zwar zu Anfang und Ende des Traumes, träumen wir zum Beispiel, wir wären auf einer Höhe und stürzten herunter, wachen auf und haben den Ruck des Absturzes deutlich gefühlt. Nein, dieser Ruck war der Anfang des Traumes und sein Ende zugleich, weil beim Aufwachen die sich zusammenziehenden Neurogliafasern eine ruckartige Gehirnentladung von Spannkräften auf die Muskeln vornehmen. Damit wird der Nervenzellhorizont für Sekunden ganz hemmungslos, und nun rasen Vorstellungen wie Blitzketten, wie Blinkfeuer, wie Wetterleuchten am Bewusstseinshimmel hin und her. Das geht so schnell, dass Anfang und Ende des Traumes in eins zusammenfallen.

Wenn die Hemmungen Tief hinabsinken bis an das Herzzentrum, dann kann es wohl möglich sein, dass noch ein solches einmaliges Aufleuchten — ähnlich wie im Traum des Erwachens an der Kuppe des Horizontes unseres Gehirns – zum letzten Mal stattfindet, und es ist möglich, dass Menschen, die sterben, noch einmal so ihr ganzes Leben durchleben, genau wie diejenigen, die aus höchster Höhe abstürzen und mit dem Leben davonkommen, einmütig erzählen, dass sie Jahrzehnte ihres Lebens beim Sturz vom vierten Stock auf den Erdboden durchlebt haben. So kann auch als letztes Aufblitzen jede Erinnerungstatsache von der blitzschnell dahinhuschenden Eidechse der Nervenzellglieder noch einmal durchlaufen werden.

Eine wunderbare Narkose will ich noch erwähnen, die der herannahende Tod uns vergönnt, bevor er an die letzte Tür anklopft. Das ist diejenige Narkose, welche eine Abdämpfung und Verschiebung des Tatbestandes und des Bewusstseins, der Bedrohung in sich schließt, die bei schweren Krankheiten sich einstellt. Es ist merkwürdig: In dem Tuberkelbazillus scheint ein Seelensegensgift zu stecken; es ist eine Art Optimin darin, ein Zaubergift, das die Menschen in eine wunderbare Tatkraftstimmung versetzt: sie wollen große Reisen unternehmen, bereiten alles vor, als wenn sie gesund wären, und plötzlich sterben sie. Beim Krebs und ähnlichen bösen Geschwülsten kann man beobachten, auch selbst bei Ärzten, die doch über die Tragweite ihrer Leiden orientiert sein sollten, dass sie sich gar nicht klar sind, über das, was ihnen fehlt.

Ihr Ichgefühl ist trotz ihrer Erfahrungen wie abgeblendet für die persönliche Gefahr. Das ist eine Gnadennarkose, eine Wohltat der Natur, die darin besteht, dass gewisse Blendungsgifte, Optimine, welche in den Geschwülsten abgesondert werden, ins Blut gehen und ein Harmoniebewusstsein ungestörten Lebensablaufs hervorbringen; sie dämpfen die Gefahr und lassen die Hoffnung auf Wiederherstellung still aufleuchten. Diese Gnadennarkose wird dann im letzten Augenblick noch unterbrochen durch einen Helltraum des ganzen Lebens; er setzt in der Todesstunde ein und schlägt die Brücke in ein Jenseits, von dessen Gefilden kein Wanderer wiederkehrt.

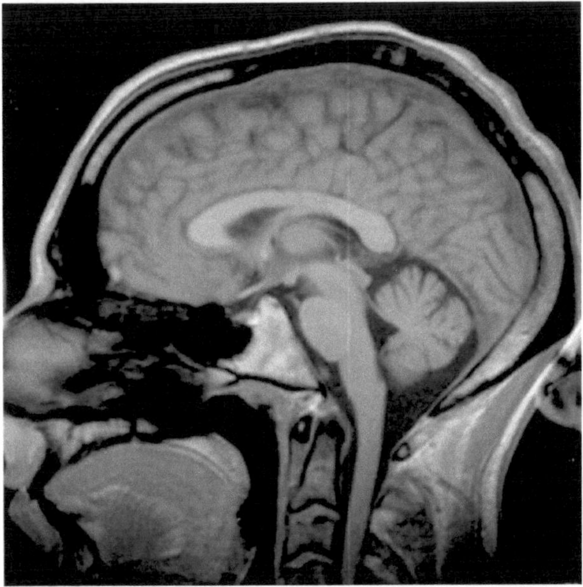

Abb. 2: Ein Gehirn per bildgebendem Verfahren visualisiert.

3. Das Individuum

In unserem letzten Vortrag hatten wir versucht, dem Wunder des Ichs, diesem farbigen Schattenband der geistigen Atmosphäre nachzuspüren, jener Nervenzelllichtzone, die aufblitzt, sobald Reize von außen oder von innen auf sie einstürmen, und zuckend aufleuchten wie Sternschnuppen in der Herbstnacht; und wir hatten gesehen, wie wunderbar hier die Persönlichkeit sich konzentriert in einer Sphäre kleinster Zelltätigkeit, die fest mit an dem Augenblick verleitet ist. Heute werden wir einem noch viel größeren Wunder begegnen, dem Begriff der Individualität, dem Rätsel, warum eine Milliardenschar von Zellen nicht nur körperlich und geistig eine Einheit darstellt, ja, wie diese Einheit in den kleinsten Elementen wiederkehrt; wie es kommt, dass diese ungeheure Zahl von Zellen so eigenartig geprägt ist, dass sie einzeln und zu Organen und Organismen verschmolzen stets ein nur ihnen ausschließlich eigenes, wesenhaftes, siegelartiges Kennzeichen über die Individualität erhalten.

Wie kommt nun dieser merkwürdige Begriff der Individualität in die Naturwissenschaften? Nun, dieser Begriff stammt von der Chemie her, wo man gedanklich bis zu kleinsten Teilchen vordringt, die man Atome nennt (atomos = unteilbar).

Man glaubte damit an die Grenze gelangt zu sein, wo eine weitere Zerlegung der Elemente nicht mehr möglich sei. Nun, das ist lange als ein Irrtum erwiesen und damit ist der Begriff der Individualität für die Chemie fast hinfällig geworden. Denn wir nehmen heute an, dass die elementaren physikalischen Felder, die doch eine Wellennatur besitzen, in sich Strudel erregen können, Wirbel, Konzentrationen, welche die Kräfte bedeuten, dass aus diesen Kräften wieder Elektronen hervorgehen, elektrische Lichtfelder, d. h.

eigentlich strukturlose Kraftpolarisationen, Ballungen der Wirbelfelder, und dass durch die Spaltung der elektrischen Lichtfelder in eine positive und eine negative Größe dasjenige entsteht, was wir Stoff nennen, was aber schon Gedanke, Information der Natur ist, weil es Richtung und Ziele aufweist, weil es Rhythmen bildet, welche die Träger des Weltwillens bedeuten.

Wie kommt nun dieser Rhythmus dazu, so viele stets variierende Einheiten zu schaffen, die immer wieder in der Natur so stark, deutlich und so mächtig austreten, dass schlechterdings kein Wesen dem anderen gleicht? Wenn die Mathematik uns einreden will, a sei gleich a, so kann sie das nur tun als eine fantastische, in der Luft schwebende Denkmöglichkeit; und wenn sie sagt: Wenn zwei Größen einer dritten gleichen, so sind sie auch untereinander gleich, so ist das etwas, was in der Natur sicher niemals vorkommt. Kein Blatt, kein Baum, keine Ameise, kein Stern, kein Mensch gleicht dem anderen; immer wieder ist hier eine ewig suchende, bastelnde, konstruierende Information im All am Werk, die darauf verzichtet, sich je zu wiederholen. Es ist ein großer Künstler am Werk.

Er macht nicht Kopien von seinen Milliarden Werken, er ist immer originell, sodass die reine Mathematik für mich als eine Wissenschaft dasteht, die am Individuellen scheitert. Sie schafft Denktypen, Gedankenschemen, aber sie kann nicht das Individuelle definieren. Sie kann nur das Skelett der Erscheinung geben, sie ist wie ein Sezierer, ein Anatom des Alls. Das blühende Leben rollt über sie hinweg, erst sprossendes Leben, Bewegen, Fleisch und Säfte hauchen dem Skelett die Wesenheit ein. Wir können nur so verstehen, wie Goethe etwa die Natur gesehen hat, direkt im Gegensatz zur Newtonschen Anschauung. Wir haben hier zwei große Weltanschauungsmöglichkeiten, die Newtonsche mathematische, englische Weltbetrachtung und die echt deutsche, sich einträumende, fantasieversunkene Weltanschauung eines Goethe, der in das volle blühende Leben hineinsah und von den Gesamterscheinungen des Lebens selbst ausgeht und sich in seiner Farbenlehre zum Beispiel den Teufel kümmert um den einzelnen Lichtstrahl, der bei Newton gezwungen, vexiert wird, durch einen Spalt zu dringen. Sie wissen, dass ein großer Widerstreit besteht zwischen der Newtonschen und der Goetheschen Licht- und Farbenbetrachtung. Es ist für Goethe ein einseitiges Experiment, wenn man einen einzigen Strahl ansieht und aus ihm die Wesenheit des Lichts erkennen will, wie Newton es tat. Goethe hat dagegen einen umfassenden Roman des Lichts geschrieben und war tief gekränkt, dass er mit dieser seiner herrlichsten Lebensarbeit von wenigen verstanden wurde. Er würde noch bekümmerter sein, zu erfahren, dass noch heute nicht, nach hundert Jahren, sich die Waage zu seinen Gunsten gesenkt hat. Er würde gern, so meinte er, seine gesamte Dichtung hingeben, wenn man ihn endlich hier einmal verstehen würde, da, wo er der Natur am tiefsten ins Auge blickte.

Es wird sich vielleicht in den nächsten Jahren eine Gelegenheit ergeben — es ist dies schon lange ein Lieblingswunsch von mir —, in diesem Kreis die Goethesche Farbentheorie zu entrollen, und Sie werden staunen, welch reiche Quellen — naturwissenschaftlich und dichterisch zugleich — hier strömen, so dass ich es zu sagen wage: Hier liegt das schönste Werk Goethes für die Allgemeinheit noch vergraben. Wenn nun die Mathematik der reinen Anschauung der Natur im Sinne Goethes gegenübertritt, so haben wir um so mehr die Verpflichtung, zu untersuchen, worin sich die Gesamtanschauung unterscheidet von der Mathematik. Die Mathematik ist eine Wissenschaft der reinen Fantasie. Sie führt zum Typus. Sie kann feststellen, was das Skelett ist, aber das

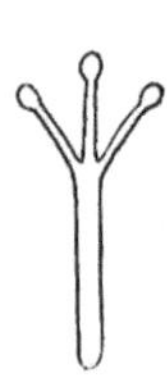

Fig. 20: Goethes Urpflanze. Geformte Idee aller Pflanzen.

Drum und Dran, das Fleisch, die Muskeln, kann sie nicht beschreiben.

Sie kann den Typus so darstellen, wie alle Geisteswissenschaft ohne experimentelle Fragestellung es tun muss. Auch Geschichte und Nationalökonomie kann nicht experimentelle Studien machen. Sie sind auf geistige Konstruktionen angewiesen, die Naturwissenschaften können ihrer freilich nicht entraten, aber sie können die Naturtatsachen unter veränderte Bedingungen stellen und so Gesetze finden und richtige Voraussagungen machen. Aber die Geisteswissenschaft kann andererseits in der Zone der Fantasie Dinge ausdenken, die sich nachher als objektiv richtig herausstellen. Gerade Goethe hat ausgesprochen, dass in allen Pflanzen eine Einheit steckt. Diese Goethesche Urpflanze sieht so aus (Fig. 20). Aus diesem Schema, aus diesem mathematischen Skelett hat Goethe den Nachweis geführt, dass jede Pflanze sich auf diese Form zurückführen lässt. Haeckel hat die Anschauung gehabt, dass jedes Lebewesen sich analysieren lässt, aus einer sogenannten Gasträa, und Haeckel nimmt an, dass alle Tiere aus dieser, allen gemeinsamen, Grundform hervorgingen, aus einem runden protoplasmatischen Körper mit eingebogener Magendelle.

Das wunderbare Rätsel der Formenwelt läßt sich nun noch weiter führen, und zwar kann man alles, was lebt, auf die Kugelgestalt zurückführen.

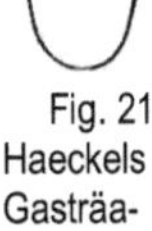

Hier haben wir die Kugel, hier haben wir die Gasträa von Haeckel (Fig. 21), die können wir zu einem Bazillus ausziehen, und wir können weitergehen und durch Umstülpung eine Form konstruieren, z. B. einen Hasen uns denken, und hier lässt sich unschwer erkennen, dass, wenn man auch nicht Kubist ist, man auch eine Menschenform daraus machen könnte. Der Kubist geht noch einen Schritt rückwärts in das Mathematische, in das Quadratische

Fig. 21: Haeckels Gasträa-Theorie.

aller Natur und zeichnet sich den Menschen heute so (Fig. 22).

Man hat den Satz aufgestellt, alles Unbelebte sei aus dem Quadratischen entstanden, alles Belebte aus der Kugel. Wir können uns hier nicht weiter damit beschäftigen; ich will nur sagen, dass man mit der Mathematik zwar sehr weit kommen kann, aber was nützt mir die Figur, wenn ich darin nicht erkennen kann, wie individuell ein Lebewesen ist, woher es kommt, dass jeder von jedem unterscheidbar ist.

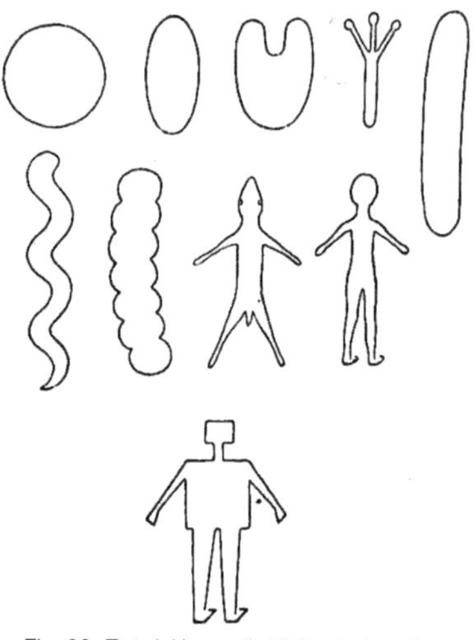

Fig. 22: Entwicklung sämtlicher Lebensformen aus dem Kreis und der Kugel.

Ich kann nur immer das Äußerliche erkennen, oder wie wir beim vorigen Mal schon sahen, die Vorderseite des Mondes, die belichteten Teile der Welt treten zu uns in Beziehung und Erscheinung. Kern und Wesen können wir nicht erkennen oder wenigstens erst bei sehr tief greifenden Forschungen bis an das Wunder des aller kleinsten.

Nun werden Sie mich fragen: Halten Sie uns doch nicht so lange mit der Vorrede auf und sagen Sie endlich, was das Resultat der Forschung ist.

Da musste man allerdings das Mikroskop zu Hilfe nehmen, und nur gleichsam mikroskopisch denkend, kann ich Ihnen erklären, wie sonderbar die Natur arbeitet. Einer unserer größten Biomechaniker, Hertwig, hat festgestellt, dass schon das befruchtete Ei irgendeines Lebewesens soviel besondere, charakteristische Konfigurationen in seinem

Zelleninnern aufweist, dass man daraus das Individuum einer bestimmten Tierspezies erkennen kann. In jeder Zelle ist ein Protoplasma und dann etwas, was dem Eigelb eines Eis entspricht, das nennt man Chromosom, weil es färbbar ist.

Wenn man eine Zelle aufzeichnet, so finden wir hier ein dotterartiges, eiweißartiges, schwappendes Gefüge (Fig. 23), in dem nur viele der einzelnen Fäden unter dem Mikroskop zu sehen sind. Aber im Inneren finden wir den Kern, eine Verdichtung der Zellsubstanz, und wie ich sagen würde, eine rhythmische Konzentration, ein Strudeln, eine Kristallisation von hochorganisiertem Eiweiß. In dieser Kernzelle finden wir verschiedene Schleifen, Bänder, Korbstreifen, und auch jede dieser Schleifen ist der Ausdruck eines besonderen Rhythmus, welcher in der Zelle im Innersten sich abspielt. Dieser Kern ist gleichsam Herz und Gehirn, hier spielen sich die Vorgänge ab, welche die auf die Zelle wirkenden Reize in eigentümlicher Weise verarbeiten, sodass man sagen kann, dass alles, was z. B. bei den Nervenzellen geschieht, im wesentlichen ein Vorgang ist, der der gefilmten Aufnahme einer Situation entspricht. Die Nervenzelle ist ein Momentkinoapparat. Es wird ein rhythmischer, fließender, flüchtiger Stoß fortgepflanzt von der Peripherie zum Zentrum, und er macht rhythmische Bewegungen zum Zentrum hin und wird umgesetzt zu geistigen Wirbeln. Wir haben schon gesehen, dass

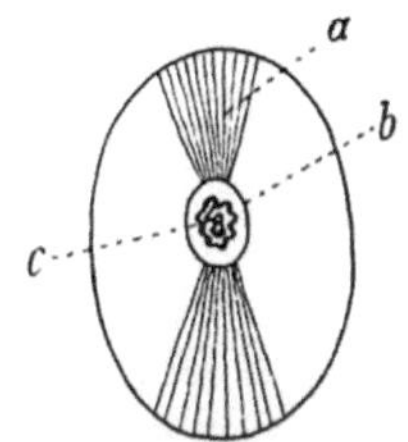

Fig. 23: Zelle mit Protoplasma (a), Kern (b), Chromosomen oder Nukleinsubstanz (c).

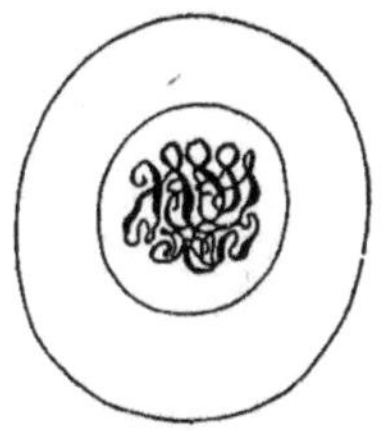
Fig. 24: Die Chromosomen, Nukleinkörper, bilden den Siegeldruck der Individualität einer Zelle, die das Einzelwesen überall trägt. Es ist die geronnene Geschichte seiner Erlebnisse und seiner Abstammung und Bestimmungen.

im sog. Materiellen nur Geist (hier: Information) verankert ist, der vom Geist (hier: Bio-Prozess) der Zelle abgelesen, abgespult, abgetastet wird. Diese Schleifen und Stäbe enthalten den Siegeldruck der Persönlichkeit, das Relief der Individualität, das Alphabet einer belebten Sprache, welche in den Strudeln des Kernes rauscht. Hier in dieser Zelle spielt sich das Erlebnis irgendeines Lebewesens ab (Fig. 24).

Diese Schleifen nun, welche man hier sieht, sind nicht die alleinigen Charakteristika irgendeiner Zelle. Ich will nur verraten, dass, wenn man sorgfältig unter dem Mikroskop sich seine eigenen Zellen einmal ansieht, man selbst dahinter kommt, dass diese Zellen, seien sie vom Ohr, von der Nase, von der Haut, immer wieder einen bestimmten Typus von solchen Schleifen enthalten.

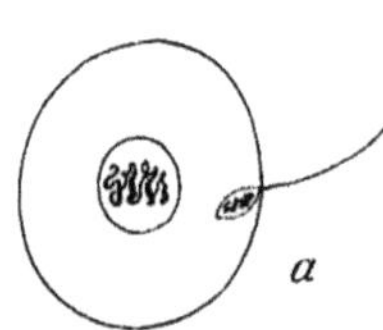

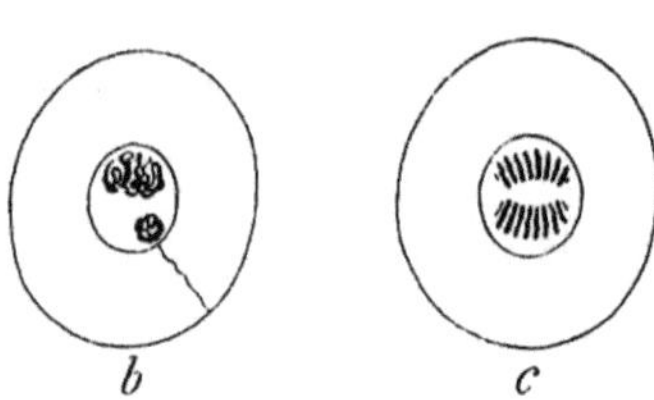

Fig. 25: Die männliche Zelle dringt in die weibliche (a); sie erreicht das Zellkerninnere (b). Die Chromosomen mengen sich, jedes mit konstantem Rhytmus (c), Rhytmenverschmelzung (Karyokinese).

Wenn Ihnen das zu wunderbar erscheint, so will ich nur darauf hinweisen, dass es absolut feststeht, dass bei der Befruchtung eines Eies, einer solchen Zelle also, die in sich ebensolchen Kern hat, der wiederum mit solchen Schleifenkrönchen innerlich geschmückt ist, dass also bei der Befruchtung, wenn ein anderes Zellwesen ins Innere eindringt, in der mütterlichen Gestalt des Eies ein Vorgang stattfindet, der eigenartig verläuft: Die Schleife des Vaters und die der Mutter ergeben eine Konfiguration, die so konstant ist, dass man den Satz prägen kann, dass jedes Lebewesen eine Verhältniszahl von Rhythmen der Mutter oder des Vaters enthält (Fig. 25).

Dieses Mendelsche Gesetz trifft sicher auch für den Menschen zu. Das wollte ich aber hier noch nicht sagen. Die Konstanz der einzelnen Zelle mit ihren besonderen Chromosomen, die sie im Innern enthält, ist so deutlich, dass es sogar bei der Befruchtung vorkommt, dass die mütterliche oder väterliche Substanz nicht ineinander aufgehen. Die Folge davon ist der sogenannte Hermaphroditismus, ein Zustand, wo beide Geschlechtscharaktere, der weibliche und der männliche, an einem Individuum vorhanden sind. Dieses Wort setzt sich aus Hermes und Aphrodite zusammen. Bei diesen armen Unglücklichen ist aber mehr von Hermes, dem Gott der Kaufleute, als von Aphrodite vorhanden. Es gibt für diese Doppelbildung für mich keine andere Erklärung als die, dass die Geschlechtlichkeit nach beiden Seiten hin erhalten bleibt. Das ist die Anschauung von der ungeheuren Konstanz der Zellkerne, welche nichts anderes als hochorganisiertes Nuklein sind, die höchste Stufe geistiger Rhythmisierung, welche die Natur bisher erreicht hat. Wenn aber diese beiden Substanzen wie gewöhnlich verschmelzen, so ist am Seeigelei, am Froschei der wunderbarste Rhythmentanz in diesem kleinen Tanzsaal des Lebens beobachtet worden. Sie drängen sich, vermengen sich und schieben sich wieder in zwei körbchenartige Bestandteile aneinander, auseinander, wie im Ballett, sodass man aus der Zahl der oberen und unteren Schleifenbildungen ohne Weiteres erkennen kann, ohne zu wissen, woher das befruchtete Ei stammt: Das wird ein Frosch, das ist das Ei einer Taube und jenes das Ei eines Elefanten und dieses das Ei eines Menschen, wenn man unvermutet solche befruchteten Eier ins Blickfeld bekäme. Durch die Lagerung und Konzentration der Stäbchenzahl oben und unten ist das ganz sicher zu bestimmen. Sind es oben drei und unten fünf oder umgekehrt, so ist es ein Frosch, sind es oben sieben und unten vierzehn, so ist es ein Elefant usw. Diese Zahlen sind natürlich willkürlich gewählte, aber konstant ist es bestimmt innerhalb einer befruchteten Zelle, was diese Konzentrationsschleifen des Rhythmus, die wir Chromosomen nennen, für den ganzen Ablauf der Entwicklung zu sagen hat. Aber für die eigensinnige Konstanz der Chromosomen spricht nicht das allein. Sie alle wissen, dass es unmöglich ist, das Blut des einen Lebewesens ohne Weiteres auf das Blut des anderen Lebewesens zu übertragen.

Wenn man z. B. einem Menschen Lammblut bei plötzlicher Blutleere in die Adern (Transfusion) zuführt, so findet eine vollkommene Auflösung der Blutkörper beider statt. Diese beiden Blutmengen enthalten Rhythmen, chemische Spannungen, die sich nicht miteinander vertragen. Es gibt kein merkwürdigeres Beispiel für den Chromosomeneigensinn als das Experiment eines französischen Forschers, der Kaninchen und Meerschweinchen an der Brusthaut miteinander vernäht hat, um zu sehen, ob er siamesische Zwillinge erhalten würde. Und siehe da, es gelang; aber nur dann blieben die Tiere am Leben, wenn sie gleichgeschlechtig waren. Merkwürdigerweise starb das Männchen, wenn man es mit einem anderen Weibchen vernähte.

Der Mann starb hier buchstäblich am Blut der Frau.

Wenn das mein Freund Strindberg gehört hätte, würde er jauchzen und sagen: „Da haben wir ja das Gift des Weibes." Die Tatsache ist sonderbar, aber ich hätte Strindberg doch beruhigen können.

Wenn man konsequent wäre und z. B. ein krankes Kind mit der Mutter durch Hautlappen vernähte, um durch die Kräfte des Mutterblutes einem infizierten Kinde neue Kräfte (Immunkörper) zuzuführen, so würden sich sicher mehr Mütter für die Kinder, als Väter für dieselben zu diesem Experiment hergeben, und das spräche doch wiederum gegen die Giftigkeit des Frauenherzens. In der Tat geht es also nicht ohne Weiteres, Zellindividuen zur Verschmelzung zu bringen. Sie werden wissen, dass der Neuersatz von verloren gegangenen Geweben in den verschiedensten Tierklassen sehr groß ist. Keinem Menschen wächst eine abgeschlagene Nase wieder, und das ist vielleicht gut, sonst würde er sie sich so oft abschlagen lassen, wie sie ihm missfällt. Aber einem Regenwurm wächst sogar sein ganzer Körper wieder, wenn man ihn durchtrennt.

Krebsen wachsen die Scheren wieder, und die Wiedererzeugung bei Quallen ist so ungeheuer, dass man sie vierteilen kann und sie vollständig wieder nachwachsen. Auch Seewasserpolypen zeigen dasselbe Resultat, wenn man sie quer und längs durchschneidet. Immer wieder entstehen aus Teilen die ganzen Gebilde mit genau demselben Charakter.

Wie wäre das möglich, wenn nicht eine ungeheure Konstanz der Zellkonfigurationen da wäre, die wieder bei der Neuerzeugung durch Schwingungen elementarer physikalischer Felder der gleichen Art angeregt werden könnte, die zur Weiterführung des Lebenstypus dienen. Dass durch das Eindringen des kleinen, mikroskopischen männlichen Ritters in das Gefüge des weiblichen Domes Rhythmen getauscht werden, sahen wir schon, wir können nur annehmen, dass durch die kleine Eingangspforte des männlichen Sprossens (Mikropyle heißt dies kleine Tor der Wunder), die formenden Feldkräfte einströmen und hier von den Schleifen der mütterlichen Zellchromosomen eine Strudelbewegung mitbekommen, spezifisch und sonderartig schwingen, und dass aus der nachströmenden plastischen Information die elementaren Felder mit ihrer Möglichkeit, sich zu inkarnieren, hier das Material formen, aus dem eben der Mensch, die Pflanze, das Tier, wie wir sagen, sich aufbaut.

Durch eine solche Öffnung strömt die Bildungsmacht des Alls in schon gewordenes Gefüge hinein, sie bekommt ihren Rhythmus, und siehe, das Wunder erfolgt: Eine solche Zelle teilt sich in 4 Einzelindividuen, diese wieder in 16, diese in 64 usw., bis die Milliardenzahl erreicht ist, die dazugehört, in dem Rest der Mutter den Wunderkörper aufzubauen.

Im Verfolg des Quallen- oder Polypenexperimentes ist noch einiges nachzutragen. Wir können uns denken, was daraus wird, wenn wir zwei Quallen je zur Hälfte durchschneiden. Es werden aus jeder halben durch Nachwachstum vier ganze Quallen (Fig. 26). Hier strömt wiederum gleichsam durch die Wunden das heilende, formende, gestaltende elementare physikalische Feld ein, mit dem der große Künstler der Natur schafft und erhält.

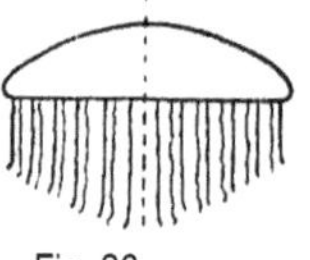
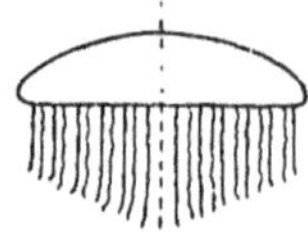

Fig. 26

Was aber geschieht, wenn wir zwei Quallen nehmen und sie durchschneiden, und die halbe Qualle A mit der halben Qualle B verbinden? (Fig. 27). Hier haben wir zwei halbe Individualitäten, die wir verschmelzen wollen. Alsdann entsteht ein Kampf, eine Daseinskonkurrenzaffäre, eine Lebensschlacht, in der wie immer der Stärkere siegt: Eine der Quallenhälften verkümmert, die andere wird zu einer ganzen regeneriert. Genau so ist es bei den Seewasserpolypen, und man kann deshalb wohl sagen, es ist sicher, dass die Konstanz der letzten Zellteile das größte Wunder birgt.

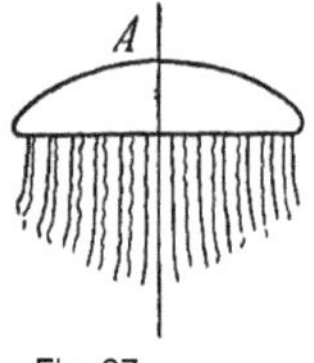

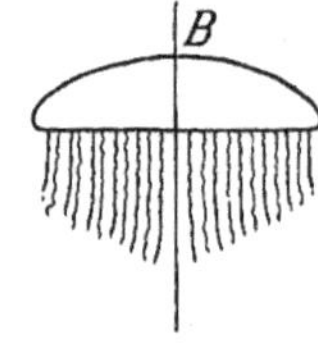

Fig. 27

Die Chromosomen sind die Träger der Individualität. So erst verstehen wir, wie der große Künstler der Natur, der bildende Gott, immer wieder nach neuen Formen greift. Wir ahnen, dass seine Seele etwas von dem quälenden Gedanken der Unerfüllbarkeit haben muss. Denn er arbeitet daran, immer wieder neue Individuen zu schaffen, um das Ziel, die Steigerung der Materie zur höchsten Geistigkeit, mit ständig haftenden Schritten zu erreichen. Das muss ein schweres

Werk sein, weil soviel Widerstände in der Natur sich luziferisch auflehnen, dass die reine Idee der Schönheit, die im kosmologischen Hintergrundfeld wirkt, nirgends vollendet in Erscheinung treten kann. In der Wolkenbildung, im Kelch einer Orchidee, in der Schneeflocke, da äußert sich die ursprüngliche Schönheit hemmungslos am feinsten Stoff, und die Gottesidee ist bemerkbar für jeden, der ein Herz im Leib hat. Wo aber die Schwierigkeiten größer werden, wo das hoch komplizierte Eiweiß und das Nuklein zu einer noch höheren Organisation und eigensinnigen Konstanz aufsteigen, wo eine Zelle zum Leben kam mit 227.000 Milliarden Molekülen, da erwuchsen der Vollendung viel gewaltigere Schwierigkeiten. Sie werden diese Molekülzahl verwunderlich finden; sie ist ausgerechnet durch das Ultramikroskop, welches uns gestattet, gleichsam am besonnten Rand einer Zelle (wie die Staubteilchen aufleuchten am Rande eines in das Zimmer dringenden Sonnenstrahles) ihre einzelnen letzten Teile zu zählen. Sie ist ziemlich gut berechnet, und bei dieser enormen Zahl von Bildungselementen einer Zelle können Sie begreifen, dass es eine wirkliche Gleichheit in keiner Erscheinungswelt geben kann, denn hier kommt es auf ein paarmal hunderttausend Moleküle nicht an, und doch gibt gewiss ein Fehlen oder ein Mehr dem Gebilde seine höchst variable Eigenart. Eine absolute Gleichheit gibt es also nicht, sondern man kann nur von Ähnlichkeiten sprechen, die freilich ein Mutterherz bei Zwillingen spielend zu unterscheiden vermag, während „die Anderen“ dazu erst ein rotes oder blaues Bändchen zu Hilfe nehmen müssen. Es ist eben nichts dem anderen wie „aus dem Gesicht“ geschnitten; es gleicht sich nichts völlig. Eine große Übung gehört ja zwar manchmal dazu, Unterschiede zu bemerken.

So hat es die Polizei in San Franzisko schwer, unter den Chinesen die Verbrecher herauszufinden, da der Chinese für uns Kaukasier einer wie der andere aussieht. Der Chinese revanchiert sich, indem er uns als gleich aussehende Barbaren, wimmelnde Ameisen ansieht, deren Betrachten nicht lohnt, deren Kulturzustand nicht an den ihren heranreicht.

Soweit geht der Begriff der Individualität, der ewigen Herausformung von etwas Neuem, dass es eben nichts Gleiches geben kann. Durch diese ungeheure Variationslust der Natur entsteht aber der Aufstieg. Es ist so, als hätte jeder den Auftrag, sein Teil beizutragen, dass dieser Aufstieg gelinge.

Und es ist vielleicht der tiefste Kern der Ethik, dass der Mensch vermöge seines Sympathikus in dem Rhythmus der Welt schwingen kann und mit ihm im Einklang sein muss (gesteuert auf den Bahnen des Sympathikus), um fruchtbar gelebt zu haben.

Wir sind an den Rhythmus der Welt gebannt durch den Sympathikus — ich hatte ihn die Marconiplatte des Alls genannt; Sympathie und Antipathie werden hier ausgelöst. Hier wird durch Kunst und Leben unser Rhythmus erhöht oder gehemmt. Der Sympathikus ist feinfühlender als alle anderen Nerven, weil er der Urreizbarkeit näher steht. Von hier aus werden die Triebe und allgemeinen Empfindungen zum Einklang in die Richtung der Welt geleitet. Ja, man kann sagen, da wo wir uns glücklich fühlen, müssen wir im Einklang mit dem Weltschwingen sein, und allein die Existenz eines Frühlings der Natur und des liebenden Herzens, die Fähigkeit, unendliche Wonne zu genießen, sind Zeichen, dass wir in diesen Momenten voll und ganz in der Harmonie des Alls uns befinden, die uns der Sympathikus übertragen hat.

Nun aber: Wie ist es mit den einzelnen Erlebnissen an sich? Uralte Instinkte beherrschen nicht nur die niederen Wesen, sondern auch uns. Erinnerungen sind in uns aufgespeichert wie Testamente der Vergangenheit, die uns Handlungen tun lassen, die mit dem Verstand der Verständigsten nichts zu tun haben. Darf ich Sie an die urkomische Tatsache erinnern, dass eine Frau, und sei sie noch so groß, vor einer kleinen Maus angst hat und auf Stühle und Tische springt, um dem winzigen Tierchen auszuweichen? Wo ist dabei der Verstand, wo die Vernunft? Ich gebe zu, dass es einige gibt, die das nicht tun, aber das müssen dann Frauen sein, deren Vorfahren nie auf dem Land gelebt haben, deren Deszendenz nicht aus den uralten Zeiten stammt, wo um die Dörfer nur Saatfelder waren und die Häuser große Kornböden hatten. Es ist nachweislich festgestellt, dass ganze Züge von Milliarden von einzelnen Mäusen und Ratten über die Menschen gekommen sind, worauf vielleicht noch die schöne Sage vom Rattenfänger von Hameln zurückzuführen ist. Wenn in solch einem Dorf die erste Maus sich blicken ließ, so bedeutete das den Tod aller Menschen: Alle Nahrungsmittel wurden zerfressen, alle Kleidungsstücke fielen diesen Nagern zum Opfer. So ist im Testament der Seele, im Sympathikus oder Rückenmark, eine Erinnerung aufgespeichert an die ungeheure Gefahr, die die Ankunft eines solchen winzigen Tierchens bedeutet: nämlich eine tödliche Nachhut.

Können Sie mir einen Grund sagen, warum gerade der Spanier die Wut hat, einen Stier zu quälen bis aufs äußerste, eine Leidenschaft, die kein anderes Volk besitzt, die im Gegenteil von anderen Völkern mit Abscheu betrachtet wird? Wenn ich Ihnen hier erzähle, dass man Höhlen in Spanien gefunden hat, in denen zu Tausenden und Hunderttausenden Stierskelette gefunden wurden, durch Erdrutsch oder Lawinensturz verschüttet, so werden Sie den Instinkt nicht mehr so fantastisch finden, der den Stier töten lässt, weil er und seine Herdenbrüder in dunklen Zeiten einst furchtbar verheerend einbrachen in die Wohnorte der spanischen Urahnen. Ich kann mir vorstellen, dass deshalb dieser Instinkt eingewurzelt ist in jedem Spanier, das Gefühl der Rache und das Gefühl der Lust, die Bestien, die einst die Zerstörer ihrer Heimat waren, zu quälen. Nun, es wäre wohl durch ethische Einwirkung und Aufklärung ein solcher Instinkt zu unterdrücken. Aber was heißt das, Instinkte unterdrücken?

Da kommen wir an die Stelle, wo im Zellenleben entscheidend die Möglichkeit nachgewiesen werden muss zu einem Mechanismus der Erlebnisse und hier kommt uns ein Experiment zustatten, das ich als eines unter unzähligen anderen herausgreifen will, um Ihnen eine Vorstellung vom Mechanismus der Wirkung des Erlebnisses auf geheimste Seelenvorgänge zu geben. Wenn man die Küchenschaben betrachtet, welche die Eigentümlichkeit haben, sobald Licht angesteckt wird, in der Dunkelheit zu verschwinden, so hat man es hier mit einem vielleicht hunderttausendjährigen Instinkt zu tun, den auch noch andere Tiere haben, nämlich, sich nach der Dunkelheit zu orientieren. Wenn eine Dame mit schneeweißem Kleid sich einem Ameisenhaufen nähert, so kann man beobachten, dass die Tierchen an die Stelle laufen, wo die Falten des Kleides die Schatten werfen, nicht aber sich um die schöne Helle kümmern, die uns anlockt, denn wir sind ja Lichtwesen. Die Schaben orientieren sich also nach dem Dunkel, und diesen alt eingewurzelten Instinkt haben sie nun beweisen können in einer Kiste, deren eine Hälfte dunkel und deren andere hell war. Man trennte beide Hälften durch eine Scheidewand, links die dunkle, rechts die helle Hälfte.

Wenn man nun in die hell erleuchtete Hälfte der Kiste die Schaben hineinsetzt, so laufen sie sofort nach der Dunkelheit zu, und zwar können sie erkennen, dass es auf der anderen Seite dunkel ist: Es befindet sich ein Glasscheibchen am Boden der Scheidewand. Sie stürzen auf diese dunkle Stelle zu, und wenn sie nun hindurch wollen, so stoßen sie sich ihr Näschen an der Scheibe, prallen zurück, versuchen noch einmal, versuchen zehn- bis zwanzigmal, bis es ihnen zu viel wird. Nach kurzer Pause versuchen sie es noch einmal und nun nach einigen Dutzend Malen wenden sie sich ab und gehen zum Licht. Sie sind also jetzt anders orientiert, und ein hunderttausend Jahre alter Instinkt ist umgebogen, umgedreht in sein Gegenteil.

Es gibt für mich keine andere Vorstellung, als dass dieses Ergebnis des Erlebnisses sich im Innersten der Nervenzellkerne abspielen muss, und zwar dort, wo wir die Stäbchen und Schleifen mit dem Mikroskop erkannt haben. Natürlich nur als Symbole; den Sinn können wir nicht verstehen, und auch im Mikroskop können wir immer nur die eine Seite, die helle Mondseite, erkennen; die andere Seite, das Okkulte, werden wir mit den Messern und Scheren der Naturwissenschaft nicht zerlegen können.

Wenn wir nun uns vorstellen, dass eine solche Zelle im Innern etwa die Rhythmen der Chromosomen in solcher Weise enthält, dass sie von links oben nach rechts unten erzittern und uns nun das Erlebnis durch Pfeile deutlich machen, so stellt also gewohnheitsmäßig das natürliche Verhalten von Licht und Schatten in den Nervenzellen sich so dar, als ob in der Pfeilrichtung gleichsam die Molekularreize wie kleine Stoßbewegungen in einer Kette von Kugeln sich fortpflanzen, und diese kleinen Kugelstöße übertragen sich immer weiter auf die Zellsubstanz und rühren wieder innerhalb der Schleifenbildung eine bestimmte Strudelrichtung auf, die immer denselben definitiven Weg nimmt.

Das ist der Unterschied zwischen Instinkt und Willensakt, dass die instinktmäßigen Handlungen immer in derselben Richtung (a—b) verlaufen, dass die Neurogliawindungen fixe und definitive geworden sind, während sie in dem Gebiet des Willens aktive Richtungen einschlagen (Fig. 28). Nun besteht Instinkt in einer solchen Zelle daraus, dass dieser Reiz immer in derselben Weise auf die betreffende Zelle des Ganglions einwirkt und immer wieder durch rhythmische Strudel dieselbe Austrittsstellung der Kraftauslösung bei (b) einnimmt. Nun plötzlich kehrt sich — infolge des Stückchen Glases, gegen das die Schabenköpfe sich stoßen —- der Strom um. Es kommt ein Reiz, der etwas neu Erlebtes in die Zelle bringt (a'), ein neuer Strudel wird erregt und darauf antwortet die Zelle mit einer „Umstellung“ (Fig. 28).

In solcher Zelle kehren sich die Strudel in eine andere Richtung als früher um, und nun laufen sie nicht mehr in der Lichtsteuerung wie bisher, es besteht der alte Anschluss an die Beinchen nicht mehr, sondern der Kraftstrom zur Beinbewegung zwingt in die völlige gegeninstinktliche Richtung ins Helle.[4] Das ist der Kernpunkt des großen Geheimnisses, wie ein Erlebnis auch auf den Menschen wirken kann, indem es ihn total verändert. Ein einfaches Schema, aber im Kern gibt es eine zwingende Vorstellung von mechanischem Typus, wie Geistigkeiten zu Gesinnungswechseln führen und diese Gesinnung sich durch Ereignisse abändern kann.

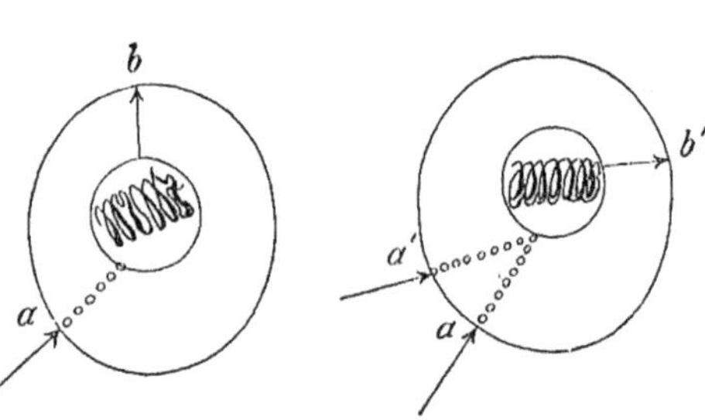

Fig. 28: Aktive Richtungen im Gebiet des Willens.

Unsere Ethik, unser Wollen zum Beispiel wäre hinfällig, wenn nicht ein solches Geschehen innerhalb des Zellkörpers möglich wäre, bis er zu dem festen Willen zum Guten stiege und zum Einklang mit den Urmächten der Natur führte.

Ja, man kann noch weiter gehen. Wenn schon das Individuum, die Persönlichkeit also, einen Siegeldruck hat in diesen kleinen Zellteilchen, wenn hier ein

4 In einem ausgezeichneten Buch von A. Koelsch „Das Erleben“ bei S. Fischer, Berlin finden Sie eine große Zahl solcher Tierexperimente. Freilich konnte der Autor den entscheidenden Mechanismus, den wir hier geben, leider noch nicht zur Basis seiner Betrachtungen machen.

Petschaftabdruck der Individualität in dem Zentrum jeder Zelle enthalten ist, stets also die gleiche und ewige Stempelung der Persönlichkeit eingelassen ist in die geheime Welt der Zelle, so kann man — und ich habe das mit vollem Bewusstsein zur Basis meiner Unsterblichkeitslehre gemacht — annehmen, dass vieles von unseren Erlebnissen kristallisiert wird im Geheimkabinett der unvergänglichen Nukleinchromosomen, dass also auch die Ereignisse beständig abfotografiert werden und filmartig in dieser Wunderkapsel abrollen, in der der Zauber des Lebens sich abspielt. Wo also irgendein Ereignis stattfindet, da wirkt diese Bewegung auf den Rhythmus dieser Zelle, und die ganze Symphonie, die hier spielt, wird bald so, bald so umgestellt, durchwirbelt, durchrieselt. Nun, das würde an sich noch keines Menschen Habitus verändern können, aber wir haben nachgewiesen, dass die Gesamtheit des Nervenzellapparates ja beliebigen Anschluss hat an die Gewebe, an die Muskeln, an die Nerven, durch die Verzweigungen des Sympathikus und der Hirnrückenmarksnerven.

Wenn wir nun später sehen werden, dass die Dämonie eines Individuums, die Perversionen seines Wesens zum großen Teil abhängig sind von der Abnormität der inneren Sekretion, der Zellabsonderung, der Drüsenabsonderung, von Saftbeimischungen, welche in das Blut übergehen, so können wir verstehen, dass, wenn der Sympathikus der Herr ist, der uns innerlichst bewegt und unsere Harmonie trägt, er auf diese abnorme Saftfabrikation regulatorisch rückwirkend hemmend, Böses unterdrückend, einwirken kann. Um nur vorübergehend klarzumachen, was darunter zu verstehen ist, will ich Ihnen sagen: Wenn man Kaninchen etwas Zirbeldrüsensaft einspritzt, trinkt es Wasser kübelweise aus. Man kann also ein Wesen trunksüchtig machen durch Einspritzen eines Saftes. Nehmen wir an, dieser Zirbelsaft, der aus solcher gereizten Drüse in das Blut eines Menschen geriet, sei die Ursache seiner Quartalssauferei — was kann man tun, um sie abzustellen? Man kann nur hoffen, dass durch Einsicht, Erziehung, Lebensumstände, auf dem Weg des Willens, des Gedächtnisses, auf dem Weg des Gegenspielers vom Sympathikus (Parasympathikus) als Hemmungsapparat auf die Produktion dieser Säfte eingewirkt und durch Hemmung dieser abnormen inneren Sekretion Abhilfe geschaffen wird. Wenn diese Möglichkeit nicht vorhanden wäre, so möchte ich wissen, was für einen Sinn die Erziehung, die Schule und all die strengen Zuchtruten des Lebens bedeuten. Zur Ethik können wir nur kommen, wenn es durch strenge Dressur unseres Wesens gelingt, dem Gegenspieler des Sympathikus den Wink zu geben: Stelle die Arbeit an dieser geschädigten Stelle ein und sorge dafür, dass nur gute Säfte den Körper durchströmen, dann wird der Wille der Herr der Affekte durch Regulation der inneren Sekretion.

4. Funktionelle Unterlagen für philosophische Begriffe

Wir sind auf unserer ingenieurhaften Reise in die verschiedenen Provinzen des Gehirns soweit vorgedrungen, dass wir eigentlich die sogenannte Postkonvention abhalten könnten über die Begriffsnormen, die gleich anerkannten Briefmarken überall auf Erden dieselbe Gültigkeit haben sollen. Wir können daran gehen, diejenigen Definitionen zu finden, welche für die so oft vertauschten Begriffe: Bewusstsein, Vernunft, Herz, Verstand, Gemüt, Gefühl, die nicht nur in Romanen durcheinandergewirbelt werden wie Erbsen im Sack, allgemeingültige Grundlagen schaffen. Wir haben auf dem Weg der physiologischen Analyse solche Fundamente zu errichten versucht. Wir setzen also ein elektrizitätsähnliches, flammenhaftes Geschehen zwischen den einzelnen Apparaten des Gehirns an den Beginn unserer Betrachtungen über seelische Vorgänge. Wenn wir nun zuerst von dem Begriff der „Seele" sprechen wollen, so ergibt sich, dass dieser Kernpunkt aller psychologischen Bestrebungen gar nicht in den Bereich unserer naturwissenschaftlichen Betrachtungsart gehört.

Ich hatte schon in meinem ersten Vortrag auseinanderzusetzen versucht, dass die Seele etwas Metaphysisches ist, dass sie auf der Rückseite der Erkenntnismöglichkeit, wie hinter dem Mond gelegen ist, und dass der Beginn ihres Wesens und Wirkens nicht anders für uns vorstellbar ist als durch den hochpoetischen Begriff einer ätherischen Ursubstanz, welche über allen Dingen und in ihnen schwebt. Alle Form und aller Geist, jede Kraft und jede Erscheinung ist an die elementaren physikalischen Felder und ihre Gruppierung gebunden. Diese ätherische Entität ist das Plastische, Formende, Gestaltende, sie ist dasjenige, was alles Körperliche aus Idee (= Information) erschaffen hat.

Und dafür, dass das möglich ist, dass dieser Gedanke beweisbar ist, gibt es·nur ein einziges Beispiel im Reich der Natur, und das ist eine Krankheitserscheinung: Die dissoziative Störung (früher als 'Hysterie' bezeichnet). Wir werden dieser Krankheitserscheinung wegen ihrer großen Wichtigkeit ein besonderes Kapitel widmen, und da werden wir auch dem Begriff dessen, was eigentlich die „Seele" ist oder zu sein scheint, nähertreten können in dem Sinne, dass sie kein mit den Funktionen elektrischer Apparate vergleichbarer Gegenstand ist. Eine Stromkonstanz des Gehirns, etwas von ihm und den Gesamtfunktionen des Körpers Abgesondertes, ein aufsprühendes Nordlicht, ein St. Elmsfeuer, was vom Körper ausgestrahlt wird, ist sie sicher nicht. Den Beweis hierfür werde ich in der letzten Vorlesung, wo wir von dem eigentlichen Kernproblem sämtlichen Menschentums zu sprechen haben, bei dem Unsterblichkeitsthema ausführlich zu geben versuchen.

Also wir können der Seele auf dem von uns hier eingeschlagenen Weg der physiologischen Betrachtungsweise, d. h. des Ablaufs der Körperfunktionen, nicht beikommen. Aber alle anderen davon abhängigen Begriffe sind der physiologisch-anatomischen Analyse zugänglich. Nicht der Körper schafft sich die Seele, den Geist, sondern er selbst in allen seinen Teilen ist erst ein Produkt der schöpferischen Seele eines Einzelindividuums. Unter den, wenn wir so sagen dürfen, gehirntechnischen Funktionen stoßen wir auf den Begriff dessen, was uns erst zum Menschen macht, nämlich auf den des Bewusstseins. Sie wissen alle, dass es Carthesius (mit dem französischen Namen Descartes) war, der den Satz aufstellte: „Ich denke, folglich bin ich." Zum Denken aber gehört Bewusstsein, und deshalb kann dieser Satz nicht ganz richtig sein. Denn wir sind ja auch, wenn wir nicht denken; wir sind ja auch im Schlaf vorhanden, trotzdem wir meist von unserem Ich dann nichts wissen.

Also der Satz, dass durch das Denken allein die Existenz bewiesen werden kann, ist physiologisch falsch.

Richtig aber ist, dass unser ganzes Gefühl von uns sich an einen Zustand knüpft, der unserem gesamten Apparat eine Kenntnis von uns selbst gibt, die wir Bewusstsein nennen. Wir müssen unterscheiden zwischen dem Ichgefühl und dem Bewusstsein an sich, und wir haben festgestellt, dass die Spezialisierung des Bewusstseins vom Ich die Funktion einer bestimmten Sphäre des Gehirns ist, die ich nicht besser bezeichnen kann als mit dem Bild einer durchschnittenen Baumrinde. (Fig. 29.) Hier sind Borke und die Jahresringe, welche den jedesmaligen Frühling eines solchen Baumindividuums darstellen. Da finden wir im Gehirn die einzelnen Funktionslager Schicht auf Schicht bis zum letzten kleinen Ring, der als dasjenige Zentrum sich herausgestellt hat, das wir die Steuerung des Herzens nennen. Das letzte Sterbende ist das Herz, weil das erste Lebende ein kleiner, blasenförmiger, sich zusammenziehender Körper ist; ein Herz und ein Gehirn zugleich: die pulsierende Zellvakuole.

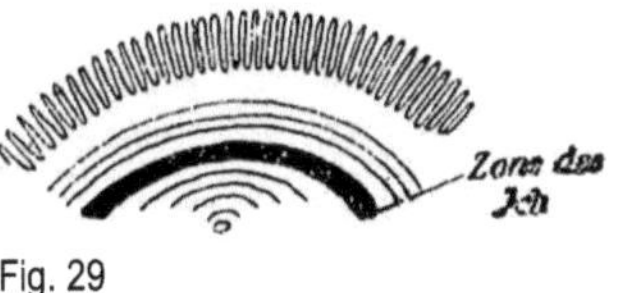

Fig. 29

Wir hatten mittels der Narkose festgestellt, dass ein senkbleiartiges Absteigen der Bewusstseinszustände im Gehirn abläuft, dass es zunächst die hier gelegenen Orientierungsmöglichkeiten für Zeit, Raum und Kausalität sind, welche bei der Narkose, dem Schlaf, Dämmerzuständen und schlafähnlichen Zuständen verschwinden. Weder das Morphium, noch der natürliche Schlaf, noch die epileptoiden Dämmerungszustände können einen anderen Weg einschlagen als den von der Hirnrinde in die Tiefe; er fängt an bei dem Bewusstsein für Zeit, Raum, Ursache und Wirkung; dann folgen diejenigen Zonen, welche Träger unserer Sinne sind: Das Sehen, Hören, das Tastgefühl, dann die Fantasie, dann die Logik, und jetzt erst, an zehnter Stelle — was wir durch das Experiment der Narkose festgestellt haben — erreicht der löschende Gasstrom das Bewusstsein von dem Ich. Wir haben da von einer Ichzone gesprochen, die dauernd aufblitzt wie die Meteorsteinchen, die gegen die Atmosphäre geschleudert werden; seien es Steinchen aus der Außenwelt oder aus der Innenwelt, d. h. von den Sekretionsstoffen, welche im Innern des Körpers geboren werden. Hier finden wir eine Zone, welche phasisch aufblitzt. Das Bewusstsein von uns selbst können wir nur deshalb haben, weil die Ichzone von den anderen Milliarden Nervenzellen betrachtbar ist wie ein Stein, den ich in die Hand nehme. Aber das Gefühl vom Ich ist nicht immer an derselben Stelle gelegen, was die Geschichte des Traums beweist. Ich kann im Traum ein anderer, sogar ein Gegenstand sein: Ich kann Napoleon sein oder die Jungfrau Maria; die merkwürdigsten Konzentrationen der Aufmerksamkeit gehen da vor sich. Die Zone des völlig bewussten Ich kann wechseln, wenn andere Gebiete im vollen Licht der Betrachtung durch die Summe der reizbaren Nervenzellmassen stehen. Das Bewusstsein ist also die Funktion aller empfindenden Nervenzellen, es ist nicht identisch mit dem Ich, da das Ich wandert und sich wandelt.

Was sollen wir aber nun unter Bewusstsein als solchem verstehen? Es ist Tatsache, dass die sämtlichen Millionen von Lämpchen, die aufblitzen und zucken und wie Phosphor im Gehirn aufleuchten, dass alle diese Apparate in einer Anspannung, in dauernder Sprungbereitschaft befindlich sind.

Ihre Reizbarkeiten sind eben das, was wir Bewusstsein nennen und was wir zonenhaft als Gefühl vom Ich bezeichnet haben. Wie die große Anzahl von Nervenzellen, die nicht Ich sind, die Ichzone beobachten können, so findet auch das Umgekehrte statt, die Ichzone kann alle Bewusstseinslagen isoliert betrachten. Das ist ja das Merkwürdige, dass wir uns selbst beobachten können. Wir können unsere Finger in Beobachtung ziehen und sie etwa wie fantastische fünfstrahlige Polypen betrachten; wir können auch diese Beobachtung auf unsere inneren Organe konzentrieren, und zwar so scharf konzentrieren, dass sie unter Umständen schmerzen, wie z. B. ein Hypochonder so lange an seine Leber denkt, bis sie Meldungen von Kurzschluss zum Gehirn gibt. Manche Menschen bekommen Schmerzen am Blinddarm, wenn ihnen jemand erzählt, sein Blinddarm täte ihm weh —- manchmal bekommen sie sie sogar auf der falschen Seite. Alles das beweist, dass wir imstande sind, mit bestimmten Gruppen der einen oder anderen Hirnhälfte andere Körperteile und andere Gehirnzonen zu beobachten. Das ermöglicht die organische Anordnung, dass um jede der Nervenzellen ein Gespinst von sympathischen Nervenfasern sitzt, welches keine Stelle des Körpers, keine Gruft, keine Grotte, keine Höhle, keinen Tempel des Körpers unberührt lässt. Von diesen Nervenzellen gehen Leitungsbahnen bis in das Herz einer jeden Zelle hinein. Auf diese Weise werden wir verstehen lernen, wie das Wunder der dissoziativen Störung zustande kommt. Die Ichzone kann aber auch von den verschiedensten Stellen der Nervenzellen aus betrachtet werden; ebenso kann das Ichlager die verschiedensten Stellen von anderen Nervenzellengruppen betrachten, zumal die Einzelzellen nach Bethe durch Primitivfasern verbunden sind. Die Sprungbereitschaft aller Nervenzellen zum Reiz und seiner Fortleitung ist also überall gegeben. Die schweren Verletzungen, die der Krieg gebracht hat, und das dabei oft beobachtete löffelweise Herausquellen von Hirnsubstanz, also von echten Nervenzellen, auch aus den Wundverbänden, tun sonderbarerweise dem Bewusstsein nichts. Der Patient, dem diese Zellen vom Thronsessel der Seele entfließen — wie früher die Wissenschaft annahm —, hat genau denselben Bewusstseinszustand, als wenn er die Verletzung nicht erlitten hätte. Anders aber im Moment des Anpralls einer Kugel, auch an anderen Körperstellen, wobei ein unerwarteter Ruck den Körper durchzuckt; in demselben Augenblick pflegt der Getroffene bewusstlos hinzusinken, wenn auch oft nur für wenige Sekunden. Wie sollen wir das erklären? Auf der einen Seite ungestörtes Bewusstsein trotz Substanzverlust des Gehirns, auf der anderen Seite die Ohnmacht ohne Substanzverlust desselben. Sie wissen alle, dass auch beim Entsetzen über ein Ereignis eine Ohnmacht uns befallen, d. h. das Bewusstsein schwinden kann.

Andererseits kann ich jeden Menschen zur Bewusstlosigkeit bringen, indem ich ihm — wie es die Javaner zu Narkosezwecken machen —- die großen Drosselvenen von rückwärts her zudrücke, so dass eine ungeheure Blutstauung im Gehirn stattfinden muss. Dieses Verfahren beweist, dass es der Blutumlauf ist, welcher die Sprungbereitschaft der Nervenzellen erzwingt oder hemmt, und zwar durch Vermittlung der Neuroglia, welche man früher vergleichen konnte mit den blauen Seidenkäppchen, wie sie in unseren Schlafwagen die Coupélampen umspannten (heutzutage ist das seltener zu sehen).

Genau, wie diese blauen Käppchen um die leuchtenden Kugeln herumfallen und das Licht abblenden oder hochgezogen erstrahlen lassen, genau so wirkt die Neuroglia durch Blutfüllung oder Blutvertreibung, womit sie auch die Schlafzustände schaffen kann oder das Wachsein bedingt. Also gibt es zwei Formen von Bewusstlosigkeit resp. Bewusstseinsstörung. Die eine ist die blutleere Form, die anämische, die andere die blutüberfüllte oder hyperämische, wie wir Doktoren es nennen. Diese Formen der Bewusstlosigkeit müssen also allen Geistigkeiten zugrunde gelegt werden, d. h., alle unsere Apparattätigkeiten im Gehirn sind ein Spiel zwischen Saftzufluss und Saftabfluss, und es ist der Vorzug der Theorie von dem Wesen der Neurogliafunktion, dass sie einheitlich alle Bewusstseinszustände decken und erklären kann. Während durch die bisher vorhandene Saftstofftheorie des osmotischen Stoffwechsels

(Saftaustausch durch die Membranen der Zelle und chemische Alteration des Nervenzellinnern direkt) alle Bewusstseinszustände bedingt sein sollten, ist hier ein einheitliches Prinzip gegeben. Das ist gewiss ein Vorzug, und wenn es keinen anderen hätte, so hat es doch den der Lehrbarkeit und Lernbarkeit. Aber diese Theorie hat sich als durchaus wahrscheinlich erwiesen: Denn ihre Frucht in praxi ist die örtliche Schmerzlosigkeit, die Entdeckung eines neuen, ungefährlichen Narkoseverfahrens, eine neue Heilungsmöglichkeit vieler hysterischer und neurasthenischer Leiden, Eröffnung weiter Aussichten zur besseren Behandlung der Geisteskrankheiten und die Auflösung philosophischer Begriffe in physiologisches Geschehen. Das dürfte genug bedeuten, um ihr einigen Kredit zu geben.

Sehen wir einmal von dem natürlichen Schlaf ab und betrachten wir diejenigen Zustände, welche in der Störung des Bewusstseins tiefer greifen als bis zur Ichzone. Diese Zone, welche das Ich bedeutet, soll mit in den Kreis der Bewusstseinsstörung hineingezogen werden. Wir haben schon erörtert, dass damit der Zustand des Somnambulismus gegeben ist, während weniger Tiefhemmung, bei der nur Zeit, Raum, Fantasie, Logik abgeblendet sind, dem sogenannten Hypnotismus zufällt. Achten Sie hier darauf, inwieweit philosophische Erkenntnis und physiologisches Geschehen die Theorie der Neuroglia berühren. Ganz klar ist es, dass, wenn die Zone des Ichs abgedämpft wird, dieses Ich gleichsam freiliegt für den fremden Experimentator: Der eigentliche Ichhalt ist für den Menschen verloren, welcher hypnotisiert ist, er folgt den Weisungen des Hypnotiseurs, und das erklärt mit einem Schlag das Wesen der Hypnose.

Nämlich der Mensch wird in eine Art zeitlich tiefer liegenden Zustand, gleichsam in eine stammesgeschichtliche geistige Rückbildung versetzt, so, als wenn er mit dem Aufstieg seines Ichbewusstseins über diese Zone hinaus noch nicht fertig wäre und das Ichbewusstsein etwa das höherer Tier ausmachte. Wind und Wetter, Sprache und Wort Spielen auf der Klaviatur des Ichs, wie sie später bei höheren Entwicklungsgraden auf dem vollendeteren Geist eines Vollmenschen spielen. Das Ich ist also hier das Anfangsglied zu rein instinktiven, nicht selbst motivierten Wandlungen. Es ist ein Reflex-Ich des Tieres geworden. Beim Somnambulismus beginnt die Entthronung des Ichs noch tiefer. Ein Somnambuler geht ohne Ichbewusstsein herum; jedem Mondstrahl, jedem Geräusch im Zimmer wird er ohne Weiteres Befehle zum automatischen Handeln entnehmen. Ein Somnambule hebt sich aus dem Bett, sowie der Mond ins Fenster scheint; deshalb hat man geglaubt, der Mond mache den Somnambulismus. Das ist aber ein Irrtum; der Nachtwandler wird zwar auch und häufig durch den Mond zur Bewegung gereizt, er kann aber ebenso gut durch einen Luftzug, ein leises Streicheln, einen Mückenschwarm dazu veranlasst werden. Ich selbst habe einen Vetter von mir im somnambulen Zustande beobachten können. Es war kein Mondschein im Zimmer, keine Mücke und keine Maus, aber am offenen Fenster hing ein wehendes Handtuch. Beim Hin- und Herwehen des Handtuchs richtete der Jüngling sich aus dem Bett auf, stieg aus dem Fenster und ging an den Strand, und ich verfolgte ihn aus damals schon lebhafter wissenschaftlicher Neugier (obgleich ich eigentlich Musiker werden wollte und nicht Mediziner), bis er an den Strand kam und hier erst vom wogenden Wasser erweckt wurde. Grausamerweise ließ ich ihn fast bis an die Brust ins Wasser gehen. Da weckte ihn der starke Reiz der Kühle zugleich mit meinem Anruf: „Arnold!“ und das Hineinströmen dieses Reizes in sein Bewusstsein.

Er wachte auf und fragte sich, wo bist du?, wollte sich orientieren, konnte es aber nicht; der Einbruch des vollen Bewusstseins war so plötzlich, dass er rücklings in die Fluten sank und ertrunken wäre, wenn meine Rettertätigkeit hier nicht eingesetzt hätte. Dieses kleine Experiment am leiblichen Vetter hat mich ständig zur Deutung des Somnambulismus gereizt, bis ich die Erklärung durch meine Neurogliatheorie fand. Solche somnambulen Zustände können in krankhafter Weise auch während des gewöhnlichen Lebens erzeugt werden. Als Beispiel hierfür erzähle ich Ihnen eine Begebenheit, die vor sechs bis sieben Jahren durch sämtliche Zeitungen ging.

Es war ein Bürgermeister in Ueckermünde, einer kleinen pommerschen Stadt, ein angesehener, hochachtbarer Mensch, der nur etwas gern Champagner trank. Dieser Mensch ging, trotzdem ihm nichts vorzuwerfen war, weder moralisch, noch sonst, eines Tages direkt von einer Sitzung fort, begab sich auf die Eisenbahn, fuhr nach Berlin, dann bis Marseille, von da mit dem Schiff nach Algier, trat dort in die französische Armee, wurde also Legionär, und hat ein nur durch das Eingreifen der internationalen Diplomatie abgebrochenes Verhältnis zu Algier gehabt. Was war hier geschehen? Nachdem er zurückgekommen war, erwachte er aus seiner Dämmerung, hatte er von seiner Reife, von seinem Fortfahren, von seinem Dienst unter den Fremdenlegionären auch nicht die geringste Erinnerung.

Das sind somnambule Zustände, die die Wissenschaft mit dem Namen des epileptiformen Dämmerungszustandes belegt. Solche Dämmerungszustände sind nicht immer so harmlos wie hier. Ich nenne diese Zustände periodische Neurogliaverleimungen. Ich nehme an, dass sie durch Gelatinisierung der Neurogliaausschwitzungen entstehen, dass also wirkliche Verleimungen der Nervenzellumhüllungen vor sich gehen. Solche Zustände können Verbarrikadierungen und Verlegungen enormer Nervenzellkomplexe hervorbringen, und ich möchte den Satz wagen, dass diese Theorie der Neurogliafunktion in Verbindung mit harmonischen Hormonsäften oder Giften der Innensekretion alle unsere ethischen Triebe wie unsere vorwärtsgerichteten

Strebungen, wie alle antisozialen Verbrechertätigkeiten erklären durch Anomalien von Saftbildung in den Körperdrüsen. Die ganze Ethik ist basiert auf die Harmonie der Saftdrüsen; die sogenannten Hormone (erzeugt von den Saftbrauerhänden der sympathischen Geflechte) sorgen für ein harmonisches Funktionieren der Gehirnzellen. Die Giftproduktion, welche durch krankhafte Absonderung der Drüsen erzeugt wird, sei es aus der Schilddrüse, der Nebenniere, der Pankreasdrüse usw., alle diese Dinge können die Steuerung an den Blutgefäßen des Gehirns so verändern, dass irgendein Zellsystem das Übergewicht bekommt. Ein Zustand der Verwirrung und Verzerrung tritt ein, falsche Demetriusse, Smerdisse setzen sich in großen Nervenzellkomplexen fest, und das gesamte Ichgefühl konzentriert sich wie bei einem Wahnsinnigen auf ein perverses Bewusstsein: Mein Ich ist Napoleon. Diese fantastische Vorstellung bedeutet die einzige verbleibende, noch funktionierende Nervenzellzone, alle übrigen Schichten sind durch Neurogliaverleimung abgeblendet und abgedämpft, die Wege zur Logik oder Vernunft verlegt. Die fixe Idee ist der einzige noch relativ gesunde Funktionskomplex reizbarer Nervenzellen. Also diese Säfte, welche im Blut aufsteigen, sind die Störer des Bewusstseins, die Aufheber unserer Charaktereigenschaften.

Das vorige Mal hatten wir genau zu fixieren versucht, was das Individuum ausmacht, und hatten gefunden, dass das Siegel, der Petschaftdruck jedes Ichs in jeder Zelle als eine besondere Schleifenbildung von färbbaren Körperteilchen zu beobachten ist. Hier können wir den Begriff der Individualität nur umschreiben, denn auch hier ist etwas vorhanden, was vorläufig den Untersuchungen nicht weiter unterliegt, weil wir hier an der Grenze der Verstehensmöglichkeit angelangt sind. In der Handschrift, in den Zügen, welche sich in der Schrift ausprägen, liegt z. B. die Individualität verborgen.

Auch diese Schriften sind nur die symbolischen Anzeichen von Rhythmen und Bewegungen, welche sich strudelhaft im Körper hin und her tummeln.

Wir können nur die Formen des Bewusstseins streifen und sagen: Bewusstsein aus Überfüllung und Bewusstsein aus Mangel an Füllung der Neuroglia.

Was aber ist nun Unterbewusstsein? Die Antwort hierauf ist einfach. Es ist diejenige Zellenbetätigung, welche unterhalb der Ichzone gelegen ist. Wenn die Gedankenbildung, die im gewöhnlichen Leben ja niemals stillsteht, über die Ichzone tiefer greift, oder wenn aus der Tiefe der Zonen, welche unter dem Ich liegen, Andeutungen wetterleuchten, Fragen von dem Gewesenen in unser Bewusstsein hinüberblitzen, dann haben wir das, was wir als Unterbewusstsein bezeichnen oder was Goethe meint, wenn er singt: „Was durchs Labyrinth der Brust wandelt in der Nacht!"

Das hat auch zuweilen seine komische Seite. Ich darf Sie daran erinnern, dass es auch im Bewusstsein Zustände gibt, die aus der Vergangenheit auftauchen. Was würden Sie dazu sagen, wenn ich Ihnen darstelle, dass unser Hutgruß einst das Visierhochheben der Ritter war, die sich nicht feindlich nähern wollten? Was wir jetzt als eine Form der Höflichkeit betrachten, war der Urgruß der Kämpfer, die sich friedlich ins Gesicht sahen, weil ein Helmschutz nicht mehr nötig war. Der Händedruck, den wir konventionell ausüben, war einst ein wichtiges Zeichen der Erkennung bei den Kreuzrittern. Sie gaben sich die Hand und machten dabei ein Kreuz in die hohle Handfläche. Lachen Sie mich nicht aus, aber es ist wirklich wahr, dass der Kuss nur das Rudiment einer Nasenprobe ist, wie dies jetzt noch bei den Eskimos üblich ist. „Drum prüfe, wer sich ewig bindet." Der große Professor Jäger behauptete, dass unsere Sympathien und Antipathien durch die Nase gehen. Das beweist Ihnen, dass sogar Funktionen, die in grauer Vorzeit für gegenwartswichtig gelagert waren, in die Funktion unserer Muskeln hineingreifen und sich da erhalten haben.

Es sind unterbewusste, aufblitzende Motive geblieben.

Wie viel mehr also erhalten sich geistige Strömungen, Neigungen, Abneigungen, Idiosynkrasien, die tief auf Früherlebnissen des Menschengeschlechtes beruhen, von denen wir gar keine Ahnung mehr haben. Vergangenheitstatsachen früherer Generationen reichen uns motivische Themen aus grauer Vorzeit herüber, sodass unsere Gegenwart dauernd durchstrahlt ist von Zeichen, Warnungen, Strebungen, die unsere Vorfahren gehabt haben. Ich glaube an diese Testamente der Vergangenheit. Ich glaube, das Rätsel der Idiosynkrasie basiert einzig auf Erlebnissen, die in früherer Zeit eine Handlung erzwangen, die heute uns instinktiv erscheint. Davon wird später noch zu reden sein.

Das Unterbewusste ist also nicht derjenige Ort, in welchem sich eigene Kindheitserinnerungen wie Freud will, festankern, deren Befreiung, die sog. Psychoanalyse, zur Auflösung eines krankhaften Zustandes führen könnte. Das kann nicht so sein. Das erotische Früherlebnis, auf dem Freud seine ganze Anschauung von der Psychoanalyse aufbaut, ist eben kein Erlebnis des Unterbewusstseins, sondern ein Erlebnis, in dem schon das volle Bewusstsein des Ichs mitspielte. Oberhalb des Ichs in der Erinnerungszone sitzt der eingekeilte motivische Herd, den Freud — in Nachahmung der katholischen Beichte —- zu beheben sucht. Wir wissen, dass, wenn eine besondere Leidzone in uns heftig erregt wird, uns der Trieb beherrscht, uns endlich einmal auszusprechen. Diese Erlösung eines besonders attackierten Herdes von Nervenzellen, das Geständnis, gibt uns dann das Gleichgewicht zurück. Der geweihte Mensch, der Freund, die Autorität, der Geliebte, sie alle sind Stellvertreter Gottes und können entsühnen. Schon reines Verständnis entsühnt, erleichtert. Es ist die Brücke zum sich selbst verzeihen und sich vergeben.

Freud aber glaubt, dass ein eingekeiltes Motiv eines erotischen Erlebnisses im Unterbewusstsein stecke, wohin jedoch die Bewusstseinsanalyse ohne Hypnose gar nicht reicht. Dagegen können die Testamente der Vergangenheit aus unserem Unterbewusstsein dauernd Motive schicken. Ich gehe soweit, zu sagen, dass, wenn man ein fortlaufendes Ahnentagebuch hätte, das soweit zurückreicht, dass jeder die Geschichte seiner Vorfahren als Roman aufgeschrieben fände, ich mir mein eigenes Ich rekonstruieren und jede meiner Handlungen, Gelüste und Tugenden einfach daraus ablesen könnte; so sehr ist jeder verankert mit den Hunderten seiner Vorfahren, so sehr sind alle unsere Neigungen, unsere Taten, unsere Triebe vorbestimmt; genau, wie jeder Baum im Frühling ähnliche frische Blüten treibt, werden wir uns in einer bestimmten Situation genau so benehmen, wie die Summe unserer Vorfahren in gleicher Lage sich benommen haben würde.

Die Freudsche Analyse hat den großen Vorzug, dass sie uns überhaupt klarmacht, dass Motive eingeklemmt werden, aber diese Einklemmung ist ohne Neurogliatheorie nicht mechanisch verstehbar. Denn was heißt es bei der bisherigen Theorie der Stoffwechselvorgänge, dass irgendein Motiv eingeklemmt ist? Was in Wahrheit ist ein Motiv, ein Erlebnis? Ein dauernder Anstrom von Reizquellen an bestimmte Zellen! Wie wird es aber eingeklemmt? Durch Anströmen des Blutes und Ablenkung vor den übrigen Tageserlebnissen. Genau so entsteht ein Traummotiv, irgendetwas, was die Harfe nur streift, während die Akkorde des Lebens fest hineingreifen; einem Schmetterling vergleichbar, der sich tags hinter die Gardine versteckt und erst hervorflattert, wenn die Nacht kommt. Gerade so ist es bei uns im Traum: Irgendetwas, was der Blick am Tage gestreift hat —- ein Schaufenster, ein Blatt, ein Kind, ein Wagen —, wird zu einem Motiv, wenn das Tagesrauschen vorbei ist, d. h., es öffnet sich diejenige Bahn der Gruppe von Zellen durch

Zusammenziehung der Neurogliagefäße, welche dieses Motiv bilden; es löst sich dann auf und geht strahlenweise in die Erinnerungszone über. Genau dasselbe stellt Freud sich vor. Genau dasselbe ist die Ursache seiner Analyse. Nur glaubt er, dass er den Keil aus der Tiefe des Gehirns hervorheben könne. Meine Theorie von diesem Zustand ist anschaulich, lehrbarer und deckt einen Mechanismus auf, während Freud hier mit alter, philosophischer Begriffslehre von der Befreiung eines Keils, von Früherlebnissen und erotischen Inhalten spricht, die rein begrifflich, aber nicht physiologisch auflösbar sind. So ist es gekommen, dass er heilt durch eine Art Beichthypnose, solange der Betreffende in seinem Bann steht. Sein Verfahren ist nichts anderes als ein vergröbertes Beichtsystem zu Heilzwecken, was er wohl meisterhaft beherrscht, was aber an seine Person gebunden und nicht lehrbar ist. Seine Schüler haben die Sache dann noch weit übertrumpft bis zur Absurdität. Ist ja doch in gewissem Sinne auch die wohltätige katholische Beichte gänzlich auf uns Ärzte übergegangen; nur schade, dass wir die dazugehörige psychologisch-ethische Schulung nicht besitzen. Ein Arzt ist leicht geneigt, die Bekenntnisse einer schönen oder nicht schönen Seele nicht nur seinem Kollegen auszuplaudern. Ich bin oft Zeuge davon gewesen, dass manche seelische Gebrechen spottend beklatscht wurden. Das ist alles andere als ein Beichtgeheimnis, und der Kranke erwartet gewiss nicht, dass über sein Leiden gespottet oder in der Öffentlichkeit publiziert werden könnte. Ein Arzt, welcher die Seelenzustände des Kranken nicht ernst nimmt wie sein eigenes Geschick, ist kein Beichtvater. Deshalb soll man den Ärzten sagen: bildet euch psychologisch, und erst dann werdet Beichtvater, und seid so verschwiegen, wie die Priester unter ihrem Eid auch sein sollten — immer sind sie es auch nicht gewesen.

Aber gerade die Ausbildung der Ärzte kann nicht so klar auf dem Weg philosophischer Begriffe geschehen, sondern sie muss auf dem Weg einer lehrbaren physiologischen Doktrin geschaffen werden.

Es lassen sich nun alle diese psychologisch-philosophischen Begriffe physiologisch ausdeuten, und das ist für die psychologische Vertiefung der Mediziner ein Fortschritt. Aufgrund dieser Neurogliatheorie habe ich es ermöglicht, fast sämtliche Seelenzustände in ein elektroidisch-physikalisches System aufzulösen.

Diejenigen Formen von Bewusstseinszuständen, die sich als Unterordnung unseres bewussten Wesens darstellen lassen, habe ich hier kurz bezeichnet als Bewusstsein, Geist, Verstand, Vernunft, Logik, Gemüt. Für all diese Dinge könnte ich genauso physikalische Bilder benutzen wie für die Bewusstseinszustände an sich. Bei der großen Ausdehnung des Themas muss ich mich kurzfassen. Wir wollen alles das, was Geist heißt, als eine wirkliche Apparate Tätigkeit hinstellen, der Austausch von rechts und links, von der adjektivischen zur substantivischen Seite, von der objektiven zur subjektiven. Alles, was im Hirnapparat, den sich die bildende Seele zuvor geschaffen hat, geschieht, ist geistig.

Im Anfang war der Geist, im Anfang war das Wort, die Tat, die Seele — so sagt man. Wie sollen wir daraus zu wirklichen Erkenntnissen kommen, wenn ich Ihnen nicht vorschlagen könnte, unter Geist alles zu verstehen, was bewusste und unterbewusste Nervenzelltätigkeit ist. Die metaphysische Seele hat ein direkteres Apparatsystem in den Nervenzellen des Sympathikus, er ist ihr Steuerrad, und alles Geistige ist Kombination von Tätigkeit der Nervenzellen und sympathischem Register.

Vernunft wäre dann ein Zustand, wo der rein geistige Apparat nicht für sich allein analytisch arbeitet, sondern wo er gesteuert wird von dem Sympathikus, den wir ja die Marconiplatte des Alls genannt haben. Denn in unseren tiefsten Zonen unterhalb des Zwerchfells ist jener große

Sonnenplexus, eine Ausbreitung von gangliöser Substanz, die, wie wir gesehen haben, die erste Inkarnation der Seele bedeutet, hier ist das Individuum rhythmisch verankert mit dem Gesamtwillen und der Richtung der kosmologischen Hintergrundfelder. Ohne diese Steuerung arbeitet das Gehirn exzentrisch, egoistisch, unvernünftig. Wille und Tat sind nur produktiv im Einklang mit den Sympathikustrieben, ohne sie zerstörend, regierend, vernichtend. Ohne ihn fehlt dem Denken der Anker und dem Handeln der Antrieb zu den unenthüllten Zielen des Alls.

Wir wissen nicht, wohin die spiralig sich drehende Sonne ihren ungeheuren Wanderweg nimmt, wir wissen kaum, wie dazu in relativer Bewegung die Erde sich dreht, wir müssen uns da völlig dem allgemeinen Gefühl überlassen und auf seine Weisheit vertrauen, denn das ist der große Unterschied der Weltanschauungen: Die einen glauben, die Bewegung geht vorwärts in später erkennbare Zonen, in eine Heimat, wie Buddha und das Christentum sie lehrt; die anderen sagen, es geht bergab, es gibt keinen Weg, den man sich denken könnte; hier stehen sich Optimisten und Nihilisten, Skeptiker und Pessimisten gegenüber. Diese beiden wissenschaftlichen Neigungen des Bewusstseins können nicht mit dem bisschen egoistischen Verstand begriffen werden.

Sie bedürfen der Steuerung durch die großen unterbewussten Intentionen, der Wahlmöglichkeit des Herzens. Es ist auch nicht wahr, dass unser Gehirn uns Pessimisten oder Optimisten sein lässt, sondern die Steuerung des Menschen durch den Sympathikus, unsere Beeinflussung durch die inneren Säfte ist so groß, dass unser Verstand nichts anderes ist als der Erfüller, Diener, Sklave unseres Urwillens. Wir sind so stolz auf unseren Verstand, aber eine Magenzelle ist klüger als ein gelehrter Chemiker; unser Gallensaft leistet mehr als die größten Analytiker der Chemie, ja es gibt überhaupt keinen Apparat, den ein Mensch ersinnen könnte, der nicht im vollendeten menschlichen Körper zuvor entworfen und gebildet sei. Es ist also das, was unser Verstand begreift, nichts als ein Verstehen der inneren Vorgänge. Wer kann aber die inneren Vorgänge kommandieren? Die Seele und der Träger des Sympathikus. Dieser Sympathikus hat von vornherein eine mehr oder weniger große Fähigkeit, die Funktionen des Verstandes zu überwachen. Das ohne Sympathikus gesteuerte Gehirn gleicht einem dahinrasenden Schiff im Orkan, einem Sommerfaden, der durch die Luft weht. Es wird unsere geistige Tätigkeit, ohne dass wir es wissen, von dem unterbewussten, ja unbewussten Willen des Alls gesteuert. Die Vorderhirnhypertrophie der modernen Menschen entfernt uns aus der Harmonie mit dem All, sie ist der Quell der Kriege, der Katastrophen, des Abbruchs jeder Kultur. Erst da, wo der volle Einklang dieses Unterbewusstseins mit dem geistigen Apparat vorhanden ist, können wir von vernünftiger Handlung sprechen, d. h., alle die Handlungen sind vernünftig, die im Zusammenhang stehen mit unserem inneren Steuerungsgefühl. Hier ist etwas, wovor selbst Kant den Hut zog, es ist die Realität des Gewissens. Denn überall, wo unser Verstand handeln will und sich selbstständig machen will in einer prometheisch-titanenhaften Raserei seines Vorderhirns, da kommen Zustände zustande, die dem Schmerz nicht nur nahe stehen, sondern die direkt weh tun; Gewissen ist Kurzschluss zwischen Geist- und Gefühlsspannungen. Gemüt und Gefühl sind Überflutungen von Sympathikuswellen in den Bereich des Denkens. Die Fantasie schafft aus dieser Mischung das Mitleid; es ist der mahnende Sympathikus, der sich aufbäumt gegen die wahnsinnig gewordenen Hirnnervenzellen. Hier haben wir auch im Sympathikus den Sitz dessen, was wir Gefühl oder Gemüt nennen wollen. Der Verstand zusammen mit dem Gefühl des Gebundenseins an die Ziele der Welt gibt uns die schmerzhaften Empfindungen des Nichtwissens, wohin die Reise all der Stäubchenwesen in dieser ungeheuren Welt geht. Da ist dann leicht durch die Fantasie der Zustand geschaffen, dass, wo ein Mensch leidet, wir uns ohne Weiteres an seine Stelle setzen können und nun das Weh der Welt, den Schmerz der Kreatur, ja das Leid der Sterne und Blumen mitempfinden. Das sind die Dinge, die das Gemüt angreifen.

Die Logik nun ist eine hauptsächliche Funktion des Verstandes oder der Vernunft. Ich werde noch zu zeigen haben, dass diese Logik im Grunde ein ästhetisches Gefühl ist. Bei allen denjenigen Zuständen, bei welchen die beiden Hirnhälften in einer stimmgabelartigen Harmonie schwingen, wo also das Subjektivische und das Adjektivische vollständig ihre Ströme mischen, stellt sich ein Gefühl des Behagens ein. Wenn aber jemand z. B. sagt: 2 X 2 ist 5, dann geschieht Folgendes: In einer Hirnhälfte wird deutlich gefolgert, dass 2 X 2 eine Denkbarkeit ist. Ich kann mir meine Finger vorzählen, kann wahrnehmen, dass zwei Mal zwei Finger da sind. Wird jedoch auf der rechten Hirnhälfte 2 X 2 = 5 gemeldet, so werden Widersprüche erweckt, die kommen und sagen: Es ist nicht möglich. Von allen Richtungen her entsteht ein Verwirrungszustand; von der linken Seite her wird die Unrichtigkeit betrachtet empfunden und gemeldet, und es entsteht ein Unbehagen, ein Gefühl von Disharmonie zwischen Erfahrung und Denkbarkeit.

Wenn aber dann jemand dazwischenruft: I bewahre, 2 X 2 ist und bleibt 4!, dann werden die Strudel abgestellt, und es entsteht eine Konzentration der Ströme auf die Zone: 2 X 2 = 4.

Wenn das geschehen ist, so wird die Neuroglia des Fantasiegewebes um diese rechts und links gleichsinnig schwingenden Nervenzellströme fest eingeschaltet, und nun sind die Konzentrationsströme in einer Mausefalle. Sie gehen zurück zum Sprachzentrum und sagen: 2 X 2 = 4. Dann entsteht etwas wie eine Stimmgabelschwingung, indem die beiden Schenkel einen hin und her wogenden Strom geben, und diese Behaglichkeit im Gehirn wird durch ein Nachlassen aller Funktionen gemeldet durch ein Kopfnicken, während sie bei 2 X 2 = 5 abgeleitet werden auf die Muskulatur des Nackens und man den Kopf schüttelt und sagt: I wo.

Ich kann hier nur darauf hindeuten, dass die Humorstimmung auf eine ähnliche Weise zustande kommt, trotzdem Humor und Logik nichts miteinander zu tun haben, denn der wirklich strenge Logiker ist langweilig wie der Mathematiker, während der Humorist uns Dinge zumutet, die eine Knickung der Logik bedeuten. Der Witz enthält stets eine überraschende Logiklosigkeit, und das Lachen ist eine rudimentäre Funktion aus Urväterzeiten, als jemand allein in den Wald kam und ihm nun irgendein Untier, sei es ein Atlantosaurus oder ein Ichthyosaurus oder ein Urlöwe, begegnete. Das Untier reißt weit den Mund auf, der Mensch erschrickt, und holt Luft, um seine Muskeln mit Sauerstoff laden zu können. Jetzt hat aber das Untier keinen Appetit und trollt fort um die Ecke, und da steht nun der Mensch da mit seiner vollgesaugten Sauerstoffpumpe und stößt den überschüssigen Kraftstoff wieder heraus, und dabei tönt: Ha, ha. Das ist der Ursprung des Lachens, es vollziehen sich physische Entladungsstöße gegen das Zwerchfell beim Aufeinanderplatzen von Lebensbedrohung und Lebensbejahung; d. h., in der Idee wird etwas vorgestellt, was, erwartet, plötzlich nicht eintritt, und so geht der Strom der Bedrohung von rechts nach links über, die Fantasie wird in Anspruch genommen, das Gefühl des Erschreckens wird behoben, das kontrastierende Gefühl der Sicherheit taucht auf, und dabei gibt es dann den Assoziationsknick. Wenn der dicke Börsianer mit seiner Frau an die Ostsee reist und baden geht, so hat er ebenfalls solch ein Gefühl zwischen Lebensbedrohung und Lebensbejahung, und sie kullern sich vor Lachen. Ähnlich ist es bei einem Witz, wo man auf eine falsche Bahn gelockt wird. Eine Geschichte fängt an mit

Friedrich dem Großen; man ist historisch orientiert, und auf einmal kommt ein Knick, die Sache biegt um auf ganz modernes Gebiet, dann müssen wird lachen, weil dieser Knick (und die Überfüllung des Gehirns mit Proteströmen) seine gewohnheitsmäßige Entladung auf das Zwerchfell findet.

Sie alle kennen das Gefühl, wenn Sie anfangen zu schlafen und der Überschuss der Spannung. Sie durchzuckend, abgeleitet wird, was auch eine Entladung des Gehirns bedeutet. Auch Gähnen bedeutet eine solche Entladung, wenn sich der Dämmerungszustand des Gehirns einstellt. Der Tageslärm muss ausgeschaltet werden, der Überschuss wird durch dauerndes Gähnen entladen, das, wie alles Rhythmische, ansteckend wirkt, aber nicht so sehr, wie man meint. Wahrscheinlich lässt die gleiche Stunde alle Menschen gleichzeitig ihre Gehirnentladung vornehmen.

Auch das Niesen ist eine Gehirnentladung, und wir können Reflexspannungen erzwingen, dass ein Gehirn von seinen elektrischen Spannungen entladen wird.

Also wir rekapitulieren: Seele ist ein metaphysischer Begriff. Ihre Inkarnation ist der Nervus sympathicus. Dieser hat sich ein Gehirn erschaffen im Entwicklungsaufstieg. Alle Geistigkeit ist an Apparate beider gebunden. Verstand ist die logisch vollendete Aktion der Gehirnapparate allein. Vernunft ist Verstandesaktion in Harmonie mit dem Sympathikus. Gefühl, Gemüt, Herz sind Ausdrücke für das Überwiegen der Sympathikusfunktion in den Gebieten des reinen Denkens. Denken ist die Heraushebung des Wahrgenommenen in die Zonen der Fantasie und der Möglichkeiten, bis zur Wahrscheinlichkeit und logischen Sicherheit.

5. Die dissoziative Störung und die Lehre Platos

Wir nähern uns heute einem der dunkelsten Gebiete nicht nur der Medizin, sondern der gesamten Naturwissenschaft überhaupt, das seinen Spuk treibt in jeder Familie, unter unseren Verwandten und Bekannten, bei jungen Leuten, männlichen und weiblichen Kindern, sodass man fast sagen kann: Jedes junge Mädchen, welches sich dem Reifealter nähert, steht unter dem Damoklesschwert, einer Krankheit zu verfallen, unter der die Angehörigen mehr leiden als der Kranke selbst; einer Krankheit, von der noch nicht einmal feststeht, ob es eine Krankheit ist, bei der Verdacht mit Mitleid, Vorwurf und Ärger mit gierigem Interesse abwechseln. Sie ergibt ein so unklares Bild, dass die Mediziner sich schon gewöhnt hatten, alle Krankheitserscheinungen hysterisch oder neurotisch zu nennen, die man nicht gleich auf ihren Ursprung erkennen konnte. Das Bild der dissoziativen Störung ist ein so wechselndes, alle Formen, alle Organe, alle Funktionen des gestörten Lebens nachäffendes, exzentrisch Spielendes, koboldartig Verzerrendes, dass es wirklich auch den erfahrensten Arzt immer wieder stutzig machen kann. Je dichter es hagelt, desto fester spannt er den Regenschirm über sich, auf den er die Laienfragen niederprasseln lässt. Auf die Frage jeder Mutter, was denn nun eigentlich die dissoziative Störung sei, hat er nur ein verlegenes Achselzucken oder jene weise Antwort eines großen Gelehrten, der meinen seligen Vater belehren wollte, als er ihn bei einer Konsultation fragte, was denn das nun vorliegende Leiden einer seiner Patientinnen bedeute. „Das ist eine Hysterie im Aggregatzustand des Gehirns" —- ein Satz, der einen so großen Unsinn enthält, dass mein schlagfertiger Vater antwortete: „Also Sie wissen es auch nicht, Herr Geheimrat!"

Dies ist nur ein Beispiel, wie selbst unter den gelehrten Herren der Begriff der dissoziativen Störung ein Nebelschleier ist. Alles, was das hysterische Leben darstellt, ist fast wie eine Kreuzung zwischen den Wundertaten der Maja und den Veränderungsmöglichkeiten des Proteus aufzufassen. Es gibt kaum eine Tätigkeit, eine Absonderungsform, eine Veränderung von Blutfülle oder Blutleere, von Krampf oder Lähmung irgendwelchen Gebildes im Körper, die nicht durch die dissoziative Störung und den hysterischen Zustand emportauchen können. Da gibt es keinen Bazillus, kein Giftkörperchen, keine Zellabnormität, die ursächlich herangezogen werden könnten, wie denn auch in den Leichen zufällig verstorbener Hysterischer auch nicht das geringste von einer Ursache, einer Wesenheit zu entdecken ist, welche das ganze Leben der armen Person durchgeistert, geschwächt und vexiert hat.

Wie soll man dem Problem beikommen? Nach der bis in die heutige Zeit hineinragenden Ansicht ist das weibliche Geschlecht mit einem Fluch schwer beladen. Schon die frühere Bezeichnung Hysterie für die dissoziative Störung stammt von dem Wundernest, das jede Frau in ihrem Körper trägt: „hystera" ist der Name für dasjenige Organ, in dem die Wunder der Zeugung sich vollziehen. Man nahm nun an, dass von hier aus, von gewissermaßen erotischer Seite her das Wesen der Hysterie zu erklären sei, und doch sagt eine einfache Überlegung, dass das nicht der Fall sein kann. Denn was hat die erotische Natur zu tun mit einem anschwellenden Finger, einer Blut tropfenden Brust, einer Geschwulst an der Nase? Trotzdem hat sich das immer als bequeme Ausrede dargestellt für gewisse Formen irgendwelcher Perversion auf dem Gebiete der Erotik. Aber ich bin in der glücklichen Lage, den Frauenkörper von diesem Fluch, der ausschließliche Träger der dissoziativen Störung zu sein, befreien zu können. Die dissoziative Störung hat mit dem Liebesleben nicht das geringste zu tun, höchstens, dass auch das Liebesleben der schon Hysterischen wie alles andere ein Tohuwabohu von Perversionen aufweist. Alle die Schädigungen, die durch Tätigkeit der Sexualorgane der Frau vorkommen, sind auf ganz bestimmte Erscheinungen beschränkt, und man müsste blind sein, wenn man verkennen wollte, dass die großartigste Veränderung des Mutternestes, welches die Frau von Natur in ihrem Körper mitgeboren erhält —- wie umgekehrt die Vögel ihr Nest in dem Baum anbringen, so hat die Natur das menschliche Nest in das Weib hineinverlegt —, wenn nun dort das Eichen anfängt zu wachsen, aus einer einzigen Zelle sich neue Formen zusammenballen, so nimmt bekanntlich diese Keimhöhle entsprechend eine viel größere Form an. Wenn nun die Ursache dieser Krankheit in dieser Höhle steckte, so müsste diese Vergrößerung die Erscheinungen der dissoziativen Störung ins Ungeheure steigern. Das ist durchaus nicht der Fall. Zwar in den Tagen, wo die Mutter guter Hoffnung ist, erscheinen eine ganze Masse von Perversionen des Gefühls und des Appetits und der Neigungen, aber diese Form der Erkrankung oder veränderten Empfindung kann unmöglich den Kardinalpunkt abgeben, von dem aus ein so vielstrahliges Krankheitsgebiet festgestellt werden könnte.

Auch mit den Säften derjenigen Brutstätte, in welcher vorher das Eichen gebettet war, welches der Träger und Entwickler des künftigen Lebens wird, auch mit diesen abnormen Säften der weiblichen Keimstöcke als Ursache der dissoziativen Störung ist es nichts; denn man kann wohl auch hier Absonderungsstoffe in den Generationsdrüsen feststellen, aber auch die dadurch hervorgerufenen Krankheitsformen haben einen bestimmten Bezirk, sind auf das Genaueste zu definieren (S. Falta Wien „Über die Blutkrankheiten“). Keineswegs als eine Saftwirkung deckt z. B. Ovarin, ein abgesondertes Drüsenprodukt, den inneren Wirrwarr, den wir mit dissoziativer Störung bezeichnen, auf.

Die dissoziative Störung ist eben ein Gaukler, der jede Krankheit nachmachen kann, sodass man bei allen Leiden, die nicht erklärbar sind, zu sagen pflegt: Es wird wohl eine dissoziative Störung sein, so wie man alle Krankheiten, welche Wassermann und Ehrlich zu bekämpfen haben, mit einem Sammelnamen deckt, nach dem Prinzip: Was man nicht deklinieren kann, das sieht man als syphilitisch oder hysterisch an. Nun, da man mit dem Versuch der Herleitung der dissoziativen Störung von den weiblichen Liebesorganen zu kurz kam, unternahm man es, eine besondere Erregbarkeit des Nervensystems als Grund der dissoziativen Störung anzuführen. Aber auch hiermit ist es nichts; es ist das ein reiner Schattenbegriff geblieben. Wir kommen überhaupt bei den Nerven mit dem, was wir Ernährung nennen, sehr wenig weiter; im Gegenteil, wir sehen die größte Arbeitsleistung des Gehirns und der Nerven gerade dann, wenn sie schlecht ernährt sind. Schlecht ernährte, schwache Greise brabbeln viel, haben immer etwas zu tun, zu agieren und zu zappeln. Alle Zustände, welche die Blutgefäße verdünnen, müssen den Kontakt der Nervenzellen vermehren, sodass, ganz gleichviel, wie die Nervenzellteile ernährt sind, die rein elektrischen Ströme erleichtert werden.

Ich habe schon öfter darauf hingewiesen, dass die osmotische Theorie, d. h. das Durchsickern von chemischen Säften durch die Blutgefäße und der Chemismus der Zelle nicht ausreicht zur Erklärung blitzschneller Aktionen des Gehirns. Von dem Ausstoßen der vier Buchstaben E S E L kann kein Stoffwechsel erregt werden, der eine Ohrfeige auslöst, ebenso wenig wie er erklärt: Dass beim Herannahen einer Kugel sich das Augenlid schnell vorher noch vor das Auge zieht wie ein schützender Vorhang. Was soll man vorher gegessen haben, sodass beim Herannahen der Kugel das Gehirn weiß, jetzt muss der Vorhang vor das Auge gezogen werden?

Da also der Nerv so wenig von der Ernährung abhängig ist, so kann das Grundgesetz einer gestörten Ernährung und davon veränderter Reizbarkeit der Nervenmoleküle nicht die Ursache der dissoziativen Störung sein.

Was ist es nun, was die dissoziative Störung so vielgestaltig macht?

Um das zu erklären, müssen wir auf unsere am Anfang gegebene Weltanschauung zurückgehen, die basierte auf dem platonischen Gedanken, dass alles Leben und Erscheinen bedingt ist durch eine vorangegangene Idee. Platos Satz lautet: „Niemals kann etwas in der Welt geschaffen sein, bevor nicht der Gedanke davon vorhanden gewesen ist.“ Platos Idee war eine Betrachtungsweise, welche wir gedeckt finden durch alle menschliche Erfahrung. Nichts kann entstehen, ohne dass ein Gedanke vorherging.[5]

Man kann sich nicht vorstellen, dass eine Uhr entsteht ohne Uhrmacher, d. h., ohne dass jemand die Idee zur Einfangung der Zeit in Rädchen und Stahlspangen finden konnte. Es ist aber, wie wir schon auseinandergesetzt haben, die bildenden elementaren physikalischen Felder, die Wellen, in welchen Strudeln, Ballung möglich ist, zwar unentwirrbar und der menschlichen naturwissenschaftlichen Erkenntnis nicht direkt zugänglich, aber wir können darin doch den Träger alles Geschehens vermuten. Es sind sogar Modelle seiner Mechanik konstruiert worden.

Ich habe heute einen Brief einer jungen Verwandten erhalten, die meine Vorträge zwar nicht mit angehört hat, der ich aber einiges darüber schrieb. Sie hat gesagt, ob es mit

5 **Ideen** im Sinne von Platon sind Begriffe, die das Bleibende vom Wechsel der sinnlichen Erscheinungen unberührte Wesen der Dinge ausdrücken. Sie sind das unkörperliche Sein, die Muster und Vorbilder für das Einzelne, in dem das Wesen stofflich angedeutet ist, und sie sind Wirklichkeit. Damit ist der Begriff Idee äquivalent zum modernen Begriff der **Information** (vgl. Fußnote S. 16), wie er z. B. von Sedlacek vertreten wird.

dem lieben Gott nicht auch so sein könnte wie mit unserer Seele.

Gerade wie unser menschlicher Körper nicht imstande ist, die Seele zu sehen und zu untersuchen, so sei es vielleicht auch mit der Welt. Die Welt sei vielleicht der Körper eines Gottes und die Seele sei Gott selbst. Ein sehr hübsches Parallelbild, eine weise Entelechie eines kaum dem Kindesalter entwachsenen Mädchens. Kinder sind überhaupt die größten Erfinder. Jedes Kind wird als Genie angelegt; es lebt im Paradies der Fantasie und nicht der Erzengel mit dem Schwerte vertreibt es daraus, sondern der Schulmeister mit dem langen Lineal. Die Herren Schulmeister mögen es mir nicht übel nehmen; ich glaube auch nicht, dass sie ganz allein die Entvölkerer der Kindheitsparadiese sind. Aber es ist so, dass die Hemmungen, die eingeschaltet werden durch das Leben, durch den Staat, die Familie, durch Zwang und Konvention, durch Uniformierung und Asphaltierung des Kinderherzchens es heutzutage in Städten so schwer gemacht wird, ein Genie zu werden. Der Mensch wird konventional formiert, er wird Maschine des Staates und kann infolgedessen seine Genialität, seine Individualität, das, was ihm die Natur garantiert hat, gar nicht zur vollen Geltung bringen. Genie sein bedeutet, die Sehnsüchte seiner Kinderzeit wachzuhalten und zu realisieren. Ein Kind ist der größte Fantast, der größte Dichter. Es ist an sich jedem Menschen die Idee innewohnend, etwas zu leisten, zu schaffen im Rhythmus der Welt. —- Wenn die Idee das Schöpferische ist, so fragt es sich: Wie kann dieser Satz von Platon durch die Erfahrung empirisch gestützt werden? Merkwürdigerweise eröffnet hier die dissoziative Störung einen Einblick in das Naturgeschehen überhaupt. Nämlich die dissoziative Störung ist eine Perversion, eine Abart der Fantasietätigkeit des Menschen. Die Fantasietätigkeit des Menschen erreicht normalerweise nur ausnahmsweise das Gefüge der Zellen. Wir wissen ja alle, dass ein Schreck, eine ungeheure Freude, eine schamlose Begebenheit unsere Blutgefäße zu erweitern und zu verengern vermögen. Eine Lust lässt unser Herz schlagen, ein Schamzustand lässt uns erröten -— merkwürdigerweise nicht tiefer als bis zum Nabel; weiter geht niemals diese von der Vorstellung aufgewühlte rote Flut. Wir wissen, dass die Vorstellung von Schaukelbewegungen Unbehagen und schmerzhafte Empfindungen im Körper verursachen kann, und zwar genau so, wenn jemand selbst schaukeln würde, trotzdem ein anderer nur vom Schaukeln erzählt.

Wie ist das überhaupt zu erklären? Aus früheren Darlegungen wissen Sie schon, dass die Nervenzellen von einem Blutgefäßsystem —- eben der Neuroglia — umgeben sind, welche mit seinen Aderringen um diese Nervenzellen herumlaufen. Das aber nicht allein. Diese Nervenzellen sind noch von einem feinmaschigen Netz sympathischer Fasern umgeben (Fig. 30), welche überall von den Blutgefäßen hinab in die Körperwelt hineinreichen, sodass auch umgekehrt vom Sympathikus unterhalb des Zwerchfells die feinsten Filigrane auch in die Neuroglia hineinreichen.

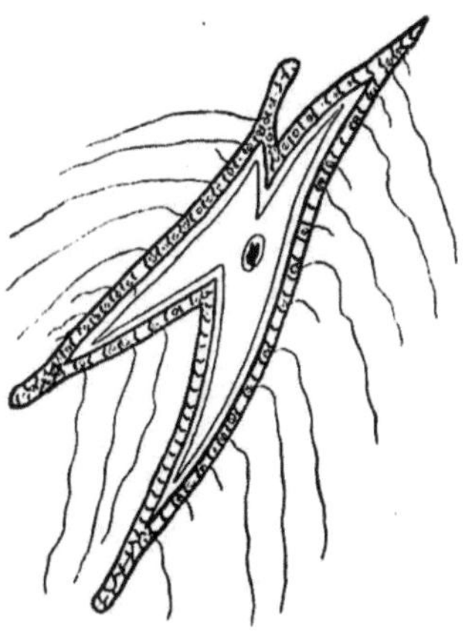
Fig. 30

Jetzt haben wir ein wunderbares Präzisionswerk. Irgendeine Erregung kann vom Sympathikus ausgehend hier auf die Neuroglia wirken, und umgekehrt können die Meldungen der Nervenzellen herabgeschickt zu den Geweben werden, z. B. irgendeine Angst. Nehmen wir an, dass statt des einen Ganglions zwei Millionen vorhanden sind, die das Erlebnis des Angstgefühls bedingen, so kann dieser Funktionsherd, welcher im Hirn entflammt ist, von hier eingreifen in das Gefüge des Gewebes, aber im physiologischen, nicht krankhaften Zustand wieder eben kaum mehr bewirken als ein Erröten oder Erblassen von Geweben. Angstvorstellungen können infolgedessen, weil sie Blutgefäße erreichen, physische Wirkungen haben; so wie bei der Vorstellung einer Hummermayonnaise der Speichel im Munde kaskadenhaft hervorsprudelt, so können auch bei Angstzuständen im Examen in nicht erwähnenswerten Organen Saftströme entstehen, die eine unangenehme Wirkung haben. Alles das ist erklärbar, weil die Angst hinabreicht bis in die Sekretionssorgane der Wasser abscheidenden Nieren und anderer Absonderungsorgane. Sie greift aber nicht über die Blutgefäßwirkung und die davon abhängigen Sekretionsmechanismen hinaus.

Nun geschieht aber bei der dissoziativen Störung das Wunderbare, dass diese Informationsströme bis in das innerste Leben der Zelle hineinreichen und hier nun durch eine schwer erklärbare Macht in der Zelle imstande sind, das Plus und Minus, das Auf- und Niederschwanken, die Pendelbewegung einer Zelle auf das Eigentümlichste zu beeinflussen. Das geht sogar bis zu dem Vorgang einer Zeugung in der Zelle selbst. Wir wissen erst durch Roux, dass es möglich ist, ohne Befruchtung des Seeigels- oder Froscheies, nämlich durch mechanischen Druck sie zur Erzeugung eines neuen Individuums anzutreiben, einfach durch motorische, rhythmische Bewegungen und dadurch, dass sie hohen Temperaturen ausgesetzt werden. Es gibt in der Natur Fälle von Befruchtung ohne Fruchtträger; es kann also die Jungfernzeugung ohne männliche Beihilfe eintreten, ein Zustand, den wir Vervielfältigung der Zelle, Hyperplasie, Selbstbefruchtung nennen müssen.

Wir haben auch bei der Entzündung, z. B. bei der Tuberkulose, die Möglichkeit oft beobachten können, dass die Zellen durch den Reiz der Bakterien sich in sich selbst neu vermehren. Sie werden im letzten Vortrag noch hören, dass ich überhaupt glaube, dass alles Leben auf einem solchen Zelltausch beruht. Es ist denkbar, dass das Eindringen der Bazillen in die Zellen mit dem Rhythmus der Nukleinsubstanz sich mengt und mit der Körpersubstanz verschmelzt, oder sie zu Wucherungen treibt, d. h. infiziert. Im ersteren Fall sind sie Nahrungsmittel, im zweiten Entzündungsreiz. Aber wir wissen auch, dass schon ein mechanischer Reiz diese Wunder der Zellvermehrung einzuleiten imstande ist. Das kann nun auch der Druck der Information und das ist es, was der dissoziativen Störung den metaphysischen Einschlag gibt, weil es eine Befruchtung ohne materiellen Befruchter ist, weil alle Aggregatzustände erzeugt werden können, flüssige, feste und gasförmige Zustände aus Information. Ich kann das hier nicht weiter ausführen, ich will Ihnen nur eine mechanische Vorstellung von dem Wunder geben; wie denn überhaupt eigentlich die Wissenschaft keine andere Aufgabe hat, als die Wunder der Natur begreifbar zu machen.

Wir wollen uns die Skizze wiederholen, die ich schon einmal aufgezeichnet habe, das Leben einer Zelle betreffend (Fig. 31). Wir wollen uns eine Zelle aus den niederen Schichten der Haut aufzeichnen.

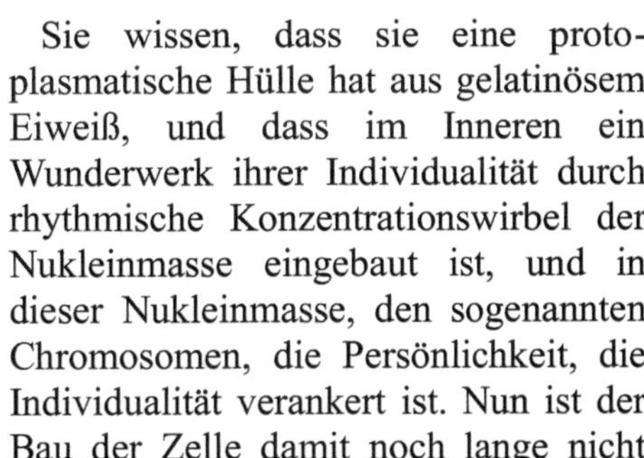

Fig. 31

Sie wissen, dass sie eine protoplasmatische Hülle hat aus gelatinösem Eiweiß, und dass im Inneren ein Wunderwerk ihrer Individualität durch rhythmische Konzentrationswirbel der Nukleinmasse eingebaut ist, und in dieser Nukleinmasse, den sogenannten Chromosomen, die Persönlichkeit, die Individualität verankert ist. Nun ist der Bau der Zelle damit noch lange nicht erschöpft. Man kann noch größere Wunderwerte sehen, zum Beispiel Strahlenkörper, kaum anders als durch Erzittern der protoplasmatischen Substanz denkbar, Wellenlinien,

Kaskaden, Strudel, deren Bedeutung demjenigen nicht aufgeht, der nur schauen und eine Zelle nicht durchdenken kann und nicht die Fantasie zu Hilfe nimmt, um in einer solchen Zelle ein ungeheures Arsenal von Mechanismen zu sehen, und nicht darauf kommen wird, dass ein Chromosom, z. B. wie eine symbolische Handschrift, ein Alphabet der Natur sein könnte. So haben wir schon gesehen, dass ein Ereignis, welches den Menschen erschüttert, bildlich sich so darstellen lässt, dass ein Pfeil die Zelle trifft; Erschütterung, ein klein-kleines Erdbeben findet statt, tausend Billardkugeln rollen durcheinander und stoßen sich, und diese Erschütterungen reichen hinein bis in den innersten Zellkern. Eine instinktive Handlung des Menschen besteht darin, dass diese Erzitterung eine ganz bestimmte Erregung, ganz bestimmte Blitze und Anfeuerungen aus dem inneren Körper der Zelle herausschickt. Der Instinkt bewirkt es, dass der von außerhalb die Nervenzelle erreichende Bewegungsstrom die Strudel der Chromosomen in stets bestimmter Weise auflädt, sodass die Reaktion darauf einen ganz bestimmten Anschluss an ein bestimmtes Muskelsystem ergibt. Wenn man einem neugeborenen Kind den Finger zwischen die Lippen hält, fängt es an zu saugen; das ist durch tausendjährige Instinkte so festgelegt. Der Instinkt ist also eine Nervenaktion, die nicht willkürlich und durch ein einmaliges Ereignis abgeändert werden kann. Wir haben an dem Beispiel der Küchenschaben gesehen, dass die Tiere, die sich stets nach dem Dunkeln orientieren, sofort nach dem Licht streben, wenn man sie in eine zweigeteilte Kiste setzt. Stoßen sie sich aber fortgesetzt die Nase an der Glasscheibe, so ist ein dauerndes Ereignis, ein Dauererlebnis am Werk, den Mechanismus der Instinkte umzustürzen, und tatsächlich wird nach tausend Erlebnissen der Chromosomenbetrieb umgestellt und der Anschluss geändert (Variation!).

Ich kann Ihnen allen ein wundervolles Buch empfehlen von dem Zoologen Koelsch „Das Erleben“ (S. Fischer), in dem die Abänderbarkeit des Instinktes mit Beispielen belegt ist. Seite um Seite, die Herr Koelsch geschrieben hat, ist wunderbar; nur den eigentlichen Grund hat er nicht entdeckt. Er gibt aber ein prachtvolles Material für die letzten Erlebniswirkungen, die ich Ihnen hier vortragen kann. Ich kann die dadurch bedingten Variationen, ja die Möglichkeit des darwinistischen Gedankens beweisen, dass wir annehmen, dass ein dauerndes Erlebnis die Chromosomen anders richtet.[6] Wenn für gewöhnlich im Instinkt die Richtung der Chromosomen von links oben nach rechts unten geht, so kann ein dauernd kontrastierendes Ereignis (ein dauerndes Stoßen der Schabenköpfchen gegen die Glastür) solche eingefrorenen Stromwirbel auftauen und umkehren. Dadurch aber ändert sich die Richtung der Reizströme und wir bekommen eine Richtung heraus, die anders läuft, sodass nun auch andere Aktionen ausgelöst werden durch die veränderten Chromosomen. Dadurch kann die Küchenschabe sich aufs Neue einstellen, von dem Tage ab, wo sie so viele schlechte Erfahrungen mit ihrer Nase gemacht hat, wird sie sich nun nach dem Licht entgegen einem vielleicht 80.000 Jahre alten Instinkte orientieren, während sie sich 80.000 Jahre lang nach dem Dunkel orientiert hat. Bewahren Sie sich dieses Bild recht gut; es enthält eine ungeahnte Aufklärung für viele, viele Lebensfunktionen; so z. B., wie ein Mensch durch ein einziges Ereignis seelisch völlig umgestellt werden kann; es enthält die Mechanismen, wie ein gutes oder schlechtes Vorbild ihn ändern kann. Unsere Erziehung, unsere ganze Ethik wäre hinfällig, wenn nicht dieser Mechanismus aufgedeckt werden könnte, der es möglich macht, auch den schwersten Sünder zu bessern.

6 Das Phänomen wird als **Epigenetik** bezeichnet. E. ist eine Änderung der Genfunktion, die nicht auf Mutation beruht, aber dennoch an die Tochterzellen weitergegeben wird.

„Es freut sich die Gottheit der reuigen Sünder“, sagt Goethe im herrlichen Mahadöh-Gedicht. Durch den ewigen Anprall der Sympathikusschmerzen können Ereignisse zur Umkehr des Morphinisten, des Säufers führen, sodass Perversionen der Seele, Zuwiderhandlungen und Dämonien doch eingespannt werden können in den schaffenden Kreis des harmonischen Rhythmus der Natur.

Was aber nun die dissoziative Störung anbetrifft, so kann sie sich gleichfalls dieses Mechanismus bedienen, nur dass es nicht ein einzelnes äußerliches Erlebnis ist, was die einzelnen Zellen trifft, sondern hier ist es eine zuständliche Verschiebungsmöglichkeit der Fantasieströme in viel tiefere Körperzonen, ein Informationskomplex, der im Geist erzeugt, im Körper wirksam wird. Wir müssen uns daran gewöhnen, die Vorgänge im Gehirn ebenso plastisch aktiv zu taxieren wie den Hieb einer Hand auf den Tisch.

Es geschieht etwas im Gehirn zwischen den Nervenzellen bei jedem Geistgeschehen. Alles Geistige hat einen Mechanismus der Auslösung. Diese Auslösung kommt nicht immer aus der Außenwelt; ebenso reich sind die Stromquellen innen, nicht nur von den Säften, sondern es setzen sich, durch solche Saftabnormitäten ermuntert, falsche Usurpatoren der Information auf den Thron des Ichs und beherrschen die ganze Physiologie des Hirns. So kann das Ich ganz verloren gehen bis zum Dämmerungszustand und den Körper allein gleichsam automatisch rasen lassen, wie Phaeton, der zum Absturz bestimmt ist.

Aber noch immer nicht habe ich Ihnen gesagt, auf welchen Bahnen die Fantasie in das innere Gefüge der Zelle gelangen kann. Ich hatte schon betont, dass an die Zelle heran eine Nervenfaser tritt vom Sympathikus und eine solche vom Zerebrospinalsystem (die vom Rückenmark ja auch in die Zellen hineinreichen). Ich habe gesagt, dass eine solche Nervenfaser ein Plusträger, ein Vorwärtsschieber der Zelle ist und dass die andere Faser die Minustätigkeit, die

Depression, die Dämpfung und Verhaltung, vorstellt. Der Zerebrospinalnerv ist ein Ausläufer alles bewussten Menschenlebens, während der Sympathikus die letzte Faser des großen Geflechtes ist, welches unter dem Zwerchfell als sogenanntes Sonnengeflecht die eigentliche Marconiplatte des Weltalls, den eigentlichen Vertreter des Rhythmus des Alls darstellt. Wenn nun von einer dieser Seiten eine Mehrbelastung der Zelle stattfindet, so ist ihre gewöhnliche Tätigkeit zwischen Plus und Minusfunktion gestört; für gewöhnlich halten sie sich das Gleichgewicht, und ein gesundes Zellleben ist das, in dem Hemmungen und Aktionen von Kraft- und Widerstandsimpulsen in einem Rhythmus auf- und abschwingen, auf welche das ganze Leben eingestellt ist, die man hinaufreichend denken muss bis zu den letzten Quellen jeden Lebensstromes, bis zu Gott und dem Teufel. Wenn Sie Gott und Teufel physikalisch ausdrücken, so können Sie dafür Kraft und Hemmung setzen, und Sie haben das letzte Gebiet erreicht, wo das menschliche Erkennen noch gerade die Schleier von dem wirklichen Geschehen zu heben vermag. Was die Ursache von Plus und Minus in der Welt ist, weiß die Naturwissenschaft nicht zu beantworten. Wir haben aber die Sprache der Musik, wir haben die Kunst, die Fantasie, die Religion, welche es uns möglich macht, auch jenseits der Wissenschaft noch vieles einzusehen und uns zu deuten, was hinter die dunkle Zone des beleuchteten Mondes führen könnte. Aber der Wissenschaftler soll ehrfurchtsvoll in voller Erkenntnis dessen, was schaubar und sichtbar ist, vor den Toren des nicht Erkennbaren Halt machen. Diese Ehrfurcht ist der tiefste Grund der Bildung; Ehrfurcht vor irgendetwas ist der Maßstab der Bedeutung des Menschen. „Wenn du fragst, was Bildung ist, sage: die Ehrfurcht, deren du fähig bist.“ Denn es gibt ein ewig dunkles Gebiet des rückwärtigen Lebens, welches dem Naturforscher unzugänglich ist. Wir können nicht hineindringen, wir können nur konstatieren, dass die Plus- und Minusseite, der Kampf zwischen Gott und Teufel, Faust und Mephisto, Don Quichotte und Sancho Pansa sich an den kleinsten Formen des Lebens erkennen lassen.

In der Zelle ist man soweit, dass man zwei solche polaren Fäden gesehen hat, die wahrscheinlich bis zu den Chromosomen reichen. Ich kann es nicht beweisen, aber sehr viel mehr als ein Beweis ist oft die wissenschaftliche Ahnung, und viele Dichter — Shakespeare zum Beispiel —- haben durch reine Fantasie Probleme aufgeworfen, die erst Jahrhunderte später durch die Wissenschaft rektifiziert worden sind. Das Leben und seine es umkreisenden Gedanken sind schneller als ein Automobil, schneller als das Licht, während die Wissenschaft langsam wie eine Frau am Krückstock hinterher humpelt.

Wenn wir aber annehmen, dass diese Plus- und Minusseite der Nerventätigkeit das Leben der Zelle beherrscht, so wird die Vorstellung nicht mehr schwer, dass die Fantasie von gewissen Nervenzellen aus in das Gewebe selbst hineinreichen kann und hier allerhand Krankheitszustände erzeugt.

Wir sind damit bei dem Kernpunkt der dissoziativen Störung angelangt. Ich behaupte, die dissoziative Störung ist eine Perversion der Fantasie. Man sollte den Namen umändern in Phantasia formativa plastica et functionalis, eine Perversion, welche imstande ist, nicht nur die Blutfunktion, auch die Knochen- und Drüsenfunktionen und vieles andere abzuändern.

Das alles ist aber auch bei anderen Krankheiten beobachtbar. Was jedoch die dissoziative Störung besonders auszeichnet, ist, dass sie Stoffe ansetzen, stoffliche Gebilde schaffen kann, also Gewebe aus Information produzieren kann. Damit haben wir bei Betrachtung der dissoziativen Störung denjenigen Punkt erreicht, von dem aus wir einigermaßen in das gesamte Weltgetriebe blicken können; es kommt nur auf den Beweis an, es kommt nur darauf an, sich die Frage: Ist es wirklich wahr, dass die Information imstande ist, eine Form zu schaffen?, in bestimmter Richtung klar zu beantworten. Ist die Information imstande, Zustände herbeizuführen, welche sonst den Arzt vor Wunder stellen, welche mit keiner anderen Lebensfunktion vergleichbar sind, Zustände, bei denen der Geist das Material des Körpers in die Hand nimmt und aus ihm Formen schafft?

Diesen Beweis will ich antreten. Ich würde es nicht tun, wenn ich mich allein auf meine eigenen Beobachtungen, die ich in allerdings dreißigjähriger Tätigkeit reichlich gesammelt habe, stützen würde; hier könnte ein leicht verführbarer Subjektivismus vorliegen. Aber wer von Ihnen ein Buch über die dissoziative Störung in die Hand nimmt, z. B. von Moll in der Enzyklopädie der Medizin, von Eulenberg herausgegeben, und wer darin blättert, wird sehen, dass eine solche Unsumme von Tatsächlichkeiten schon beobachtet worden ist, dass viele Wissenschaftler Fälle anführen können, bei denen man bis jetzt vor Rätseln stand.

Was werden Sie dazu sagen, dass von Moll ein Fall beschrieben ist, in dem bei einer Hysterischen (immer im Anfall sind ja solche Zustände besonders bemerkbar, nach besonderer Erregung, lang andauerndem Schmerz, großer Enttäuschung) die Gelenke anschwellen und zu Geschwülsten auswuchsen, sodass Chirurgen, die die dissoziative Störung nicht kannten, ihr ein Glied nach dem anderen amputiert haben, weil sie glaubten, es handle sich um Krebsformen, sodass· —- wie Moll eigentlich etwas empört hinzusetzt —- nur noch Rumpf und Kopf übrig blieben, und damit nicht genug: Man nahm dem armen Wesen aufgrund der falschen Theorie auch noch die Eierstöcke heraus, was sie dann mit dem Tod beantwortete. Das ist deshalb doppelt tragisch, weil die Unkenntnis der dissoziativen Störung ja solche Irrtümer auch heute noch möglich macht.

Andere Fälle sind beschrieben worden, wo beim Anblick eines Walrosses eine Frau, die hysterisch veranlagt war, einen Robbenzahn bekam, d. h., der eine Schneidezahn wuchs um 4 Zentimeter länger. -— Was werden Sie dazu sagen, dass in meiner Sprechstunde eine Dame zu mir kam und fragte: „Was fehlte der Dame, die eben fortging?“ —- „Sie hat einen Ausschlag“ — „Dann werde ich auch einen Ausschlag bekommen,“ meinte die Patientin. Am nächsten Tage bekam sie wirklich einen Ausschlag, wie die andere Dame ihn hatte, mit denselben Bläschen auf derselben Hand, die sie gar nicht gesehen hatte. Also eine plastische Umformung der Haut allein aufgrund einer Vorstellung.

Was werden Sie sagen, wenn ein junges Mädchen von sechzehn Jahren in einem Zimmer saß, in dem ein Ventilator ging und mich fragte: „Wenn das nun eine Biene ist?“ —- „Nein, das ist ein Ventilator.“ —- „Es könnte doch aber eine Biene sein, die mich ins Auge sticht!“ Vierzehn Minuten später war ihr das Auge angeschwollen, prall und rot, wie ein Bienenstich, ohne Anwesenheit einer Biene.

In meinem Lazarett während des Krieges lag in einem Saal ein Feldwebel mit zwei durchschossenen Schultern. Er war schon monatelang gesund und spielte schon Mundharmonika, als ihm vis-á-vis ein Kranker mit Schädelschuss und Krämpfen eingeliefert wurde. Unvorsichtigerweise fiel von dem konsultierenden Nervenarzt die Bemerkung: „Vielleicht ist es auch Wundstarrkrampf.“ Der Mann bekam keinen Wundstarrkrampf, aber der Feldwebel mit den vier Monate vorher durchschossenen Schultern bekam am nächsten Tage mit sämtlichen dazugehörigen Symptomen den Tetanus. Er hatte nie diese Krankheit beobachtet, wie konnte er, der Laie, alle Symptome der Krankheit nachmachen? Die zitternden Zuckungsanfälle, die Ballungen der Muskeln am Körper, Stimmritzenkrämpfe mit deutlicher Zyanose (Blausucht)? Ich möchte den Arzt sehen, der imstande wäre, das nachzumachen. Der Patient ahmte die

Krankheit nach aus einem mysteriösen Wissen um dieselbe, dessen Quelle niemals festgestellt werden kann. (Der Fall wurde von zwei Schwestern mitbeobachtet, auch Dr. Oelsner hat ihn mit angesehen.)

Im Feld bekamen die Ärzte aus Fantasie Tetanusanfälle ohne Nachweis des Giftgehaltes im Rückenmarkssaft. Interessant war es, dass die Gegenvorstellungen, gewissermaßen die Freudsche Analyse imstande war, den Tetanusanfall sofort aufhören zu lassen, indem wir dem Betreffenden sagten: Sie haben gar nicht Tetanus, wir haben Ihr Rückenmark untersucht, wir haben Meerschweinchen zur Probe gespritzt usw. Da hörten die schweren Anfälle sofort auf.

Noch jetzt habe ich einen ungeheuer interessanten Fall in Behandlung. Eine Dame kommt ab und zu in meine Sprechstunde, die über Anschwellen der Fingerglieder klagt, sodass sie ihr schönes Klavierspiel aufgeben muss. Es handelt sich um gewisse Störungen der Schilddrüse. Zuweilen schwellen die Finger ab. Wenn aber die Finger abschwellen, bekommt sie gleichzeitig eine Geschwulst rechts und links am Ellbogen, deren Natur mir völlig unklar ist. Es ist eine plastische Geschwulst, die nur durch die Information erzeugt ist.

Alle diese Dinge sind eben entscheidend für das Wesen der dissoziativen Störung. Ich kann Ihnen nicht ausführen, was da alles für staunenswerte Fälle vorkommen. Die wunderbarste Veränderung ist diejenige des Nestes der Mutter, die gute Hoffnung vortäuscht. Ein elfjähriges hysterisches Mädchen behauptete, guter Hoffnung zu sein. Von Monat zu Monat wurde von ersten Ärzten festgestellt, wie die Leibesfrucht stieg, wie eine Geschwulst entstand, die den regulären Stand einer wachsenden Gebärmutter aufwies. Als dann zu gegebener Zeit, ja sogar im elften Monat noch keine Geburt erfolgte, schritt man zur Operation — und es war überhaupt nichts vorhanden. Wer solche Wunder erlebt hat, wer auch Rückbildungswunder von bösen Geschwülsten unter Einfluss geistiger Störungen erlebt hat, muss zugeben: Die hysterische Fantasie hat einen metaphysischen Einschlag, den man nur versteht, wenn man das metaphysische Prinzip der Welt versteht. Die Welt ist erschaffen durch Information, die Formen annehmen kann. Das zeigt die dissoziative Störung gleichsam mit einer kleinen feinen Lupe, durch die man das Leben und Walten der Natur etwas genauer betrachten kann als mit bloßem Auge und dem sog. gesunden Menschenverstand.

Ich würde gern noch stundenlang weitererzählen, muss mich aber kurzfassen, um den wichtigen Punkt noch zu berühren, ob nicht bei der dissoziativen Störung so etwas wie Heilung möglich ist. Die bisherigen Methoden waren gleich null, und es ist barer Unsinn, wie so oft, die Heirat als Heilmittel zu empfehlen. Die ganze Theorie der dissoziativen Störung bei der Frau festzulegen, ist der größte Unfug, denn es gibt ebenso viel hysterische Männer und Kinder, Knaben und Mädchen.

Die Heilungsmöglichkeit der dissoziativen Störung beruht auf der Frage: Sind wir imstande, die Fantasietätigkeit eines Menschen zu üben, zu organisieren, zu Disziplinieren genau wie eine Muskeltätigkeit? Diese Frage hat ein Mann weit, weit vor uns in der Geschichte mit Ja beantwortet: der Jesuitenpater Ignatius von Loyola. Die merkwürdigen Gehirndressuren, welche die Jesuiten in ihren Geheimschulen vornahmen, sind mir nach Schilderungen eines Grafen, der fünf Jahre dort gelebt hat, überkommen. In meinem Buch „Vom Schaltwerk der Gedanken“ habe ich ein Kapitel „Ignatius von Loyola und der preußische Drill“ eingefügt.

In beiden Fällen wird die Funktion der Nervenzellen durch gymnastische Übung der Muskulaturen um die Blutgefäße herum organisiert. Die Nerven können durch den Willen so geschult werden, dass die Fantasie abstellbar wird wie ein Schaltwert eines elektrischen Betriebes. Die Art der

Übung ist so, dass man mit ganz elementaren Vorstellungsübungen beginnt und ihr aktives Vergessen erzwingt. Diese erlernbare Fähigkeit, Eindrücke zu vergessen, zu unterdrücken, ist der Schlüssel zur Beherrschung aller Affekte und Vorstellungsanomalien.

Ich pflege die Vorstellung zu erzwingen (wie das Ignatius von Loyola ähnlich getan hat) von einem Bleistift oder einer Glaskugel oder etwas anderem, und man lässt den Patienten mit geschlossenen Augen so lange den Gegenstand beschreiben, bis er behauptet: „Jetzt sehe ich ihn ganz deutlich." Es erfordert manchmal Stunden, bis jemand dazu imstande ist, ein Stück Kreide aus dem Gedächtnis absolut richtig zu beschreiben. Diese Übungen werden dann abgebrochen, wenn der Patient imstande war, den betreffenden Gegenstand genau mit Licht und Glanz, mit Schatten und Farbe in sich durch Fantasie zu erzeugen. Wenn diese Übung vorüber ist, gibt man dem Patienten streng auf (Ignatius v. L. drohte mit der Peitsche): Du gehst jetzt auf dein Zimmer und hast die ganze Zeit bis morgen Mittag an das, was ich über „den Leib der Mutter Maria" gesagt habe oder über den Leib Jesu Christi, auch nicht ein einziges Mal mehr nachzudenken, bis ich es dir wieder erlaube. Wenn du aber doch daran denkst, wenn dieses Bild doch auftaucht, so kommst du, und ich werde dich peitschen und auf Wasser und Brot setzen. Das ist ein sehr grausamer Zwang, der aber die Wirkung hat, dass ein Mensch seine Gehirnmuskeln rhythmisch so dressiert, dass er fähig ist, jeden Affekt der Fantasie in sich abzustellen, jede Phase seiner Fantasietätigkeit zu beherrschen — eine fast satanische Übung, die ihn aber zum Herren des Lebens macht. Denn solch ein Mensch ist jeder Situation gewachsen, und vor allen Dingen kann ein solcher Mensch nie ins Irrenhaus geraten.

Bei all den prickelnden Lebensströmen, die uns umrauschen, ist immer ein falsches Verhältnis von Willen und Fantasie vorhanden, wenn sie uns umstoßen. Der

Mechanismus, um die Schwäche zu redressieren, ist eine gymnastische Übung der Nervenzellmuskeln. Für solche Dressur sollte man eigentlich Institute gründen. Meine ärztliche Tätigkeit gestattet mir leider nicht, hierin aktiv tätig zu sein; geholfen habe ich auf solche Weise aber doch schon vielen Patienten. Ich habe es auch um der Theorie willen mit vielen Patienten geübt und bin dahinter gekommen, dass z. B. die Platzangst — auch eine Fantasieperversion —- vollständig nach einigen Wochen Übung verschwand. Ich glaube, dass diese Methode zu systematisieren ist. Wenn junge Ärzte deswegen zu mir kommen, dann will ich ihnen gern einen Weg zeigen, den die Psychiater bisher noch nicht beschritten haben; sie kennen immer nur Gummizellen, Trallien, Wärter, die Morphiumspritze, das warme Bad. Hier würde sich aber nicht nur die Aussicht bieten, schon erkrankte Hysterische gesund zu machen, sondern sie überhaupt von den Irrenhäusern und Sanatorien zu bewahren. Aber die Medizin ist eine besonders langsame Wissenschaft. Da soll mal jemand kommen und etwas imponierend Neues erfinden, er wird immer so angegriffen werden wie in diesen Tagen z. B. Professor Friedmann mit seinem bahnbrechenden Tuberkuloseheilmittel. Man kann statistisch beweisen, dass jede neue medizinische Tat 15 bis 20 Jahre lang bekämpft worden ist, bis sie sieghaft wurde.

Ich könnte genau ausrechnen, wie lange es dauern wird, dass diese meine Auffassung, für die ich mit Leib und Seele mich einsetze, den Ärzten in Fleisch und Blut übergeht. Obgleich diese meine Theorie schon über 15 Jahre besteht, hat bisher noch kein Arzt sich gerührt, sie auch nur zu besprechen. — Aber Kants klassisches Werk „Über die Verfassung des Himmels“, durch hundert Jahre die Basis aller Astronomie, hat erst 50 Jahre nach seinem Erscheinen die erste Besprechung erlebt. Da war Kant schon begraben.

6. Unsterblichkeit

Wir sind nunmehr auf unserer ingenieurhaften Reise durch alle Stationen des geistigen Lebens angelangt vor dem dunkelsten Fragezeichen, welches ja jeden Menschen irgend einmal beschäftigt hat oder, wenn er darüber noch nicht nachgedacht hat, mit tödlich er Sicherheit einmal beschäftigen wird. Wir stehen vor dem düstersten Problem des Erkennens, nämlich vor dem des Todes. Und das Problem des Todes und das, was nach dem Tod ist, schließt in sich die Frage nach der Unsterblichkeit. Nicht jener Unsterblichkeit, die jemand beschieden ist, der in seinen Werken als großer Dichter oder Gelehrter weiterlebt in den Bibliotheken der ganzen Nachwelt, auch nicht die, welche in unsern Kindern weiterlebt.

Denn wir Naturforscher müssen uns darüber klar sein: Es kommt der Natur nicht darauf an, Bibliotheken zu gründen, Bücher der Weisheit entstehen zu lassen, sondern die Materie hinaufzusteigern bis zur höchsten Geistigkeit in Gehirnbildungen, die höchster Gedanken fähig werden. Das ist das Ziel des Ringens der Natur und der Schöpfung, aus der Unmasse hindernder Substanzen Altäre des Geistes heranzubilden, welche höchster Gedanken und höchster Werke Träger sind. In dem ganzen Betrieb der Hochsteigerung der elementaren physikalischen Felder in immer höhere Entitäten, in Substanz, die dann die reine Information der Welt repräsentiert, in dieser Richtung liegt die Absicht, das einmal Erreichte nicht nur festzuhalten, sondern immer höher hinauf zu steigern.

Es ist etwas Eigentümliches um den Tod, deshalb, weil er einen scheinbaren Abschnitt einer Entwicklung bedeutet, welche Hunderttausende von Jahren zurückreicht. Denn wir gingen von der platonischen Idee aus, dass alles, was ist, vorher gedacht sein muss, dass also auch unser Ich geschlummert haben muss in den Urnebeln, in den Dämpfen und Dünsten über der lochenden Erde, in dem Metallgeschwele der siedenden Flüssigkeiten, die einst ihre Atmosphäre war. Und dieser Aufstieg aus der Information und primitiven Anfängen im Sinne von Darwin hat dann schließlich auch zu den einzelnen Individuen und zu unserem Ich geführt. Dieser Weg muss ein unendlich weiter und langer sein. Wir haben gesagt, dass unser eigener erster Erbauer, die Seele, metaphysischer Natur ist und nicht in dem Bereich unserer Naturbetrachtung liegt, dass sie auf der Rückseite des für uns nur von vorn sichtbaren Mondes liegt und die Ursache der Wirbelströme elementarer physikalischer Felder ist, der Lichtfelder, der Strudel, welche alles und auch uns zur Substanz werden ließen. Ich hatte auseinandergesetzt, dass es nur eine kleine Lücke im Geschehen des Ganzen gibt, bei dem wir erkennen können, dass die Information in der Tat Substanz ansetzen kann. Deshalb kann man natürlich nicht sagen, dass das Wesen der Welt eine neurotische Störung ist.

Man könnte aber sagen: All die Sterne, die wir leuchten sehen, sind Zellen eines ruhenden, schlafenden, träumenden Gottes. Wenn wir bedenken, dass auch menschliche Träume verwirklicht werden können, z. B. im Werk des Dichters, und dass seine erdachten Figuren auf der Bühne verlebendigt werden, so können wir noch vielmehr denken, dass die Träume eines Gottes, der dort oben schläft, Gestalt annehmen und dass wir seine Träume sind, wir und die Welt. Damit wäre das Rätsel auch gelöst, wie das Böse, das Schreckliche, das Unglück in die Welt kommt, denn alles Schlechte könnte ein beunruhigender Traum eines Gottes sein, der Gestalt annimmt wie seine guten Gedanken. Das Böse ist der Albdruck Gottes. Diese Idee, wenn sie auch dichterisch sehr schön klingt, ist naturwissenschaftlich anfechtbar, denn die moderne Physik erkennt erstens einmal die Substanz überhaupt nicht mehr an, und dann sagt sie:

Alles Körperliche ist nichts als eine Polarisation der Wirbel elementarer physikalischer Felder zu Plus und Minus. Diese Polarisation hat dann zu einem Widerstand gegen die ursprünglich vorhandene, vorwärtsdrängende Kraft geführt, und das Letzte, was physikalisch erkennbar ist, ist Kraft und Widerstand, für die wir aber auch ohne Weiteres Teufel und Gott und ihre Manifestationen sagen können.

Wir wollen aber die philosophischen und poetischen Deduktionen unterlassen und uns auf die naturwissenschaftliche Erklärung und die physikalische Betrachtung des Weltganzen und des Weltgeschehens beschränken.

Wenn wir nun hier in den Beziehungen der Organismen auf der Erde nach der Unsterblichkeit suchen, so findet sich scheinbar keine Lebenserscheinung, wo irgendetwas wie Unsterblichkeit vorhanden ist. Im Gegenteil, Dichter und Naturforscher sagen: Alles ist vergänglich. Und doch hat August Weißmann den ersten Beweis geführt, dass das nicht richtig ist, dass es Unsterblichkeit gibt, und zwar bei den kleinsten Lebewesen, den Bakterien. Hier — mögen sie die Form von Stäbchen, mögen sie Kugelgestalt haben —- gibt es keine Leichen. Diese Wesen kennen keinen Tod. Es gibt keine sterbende Mutter und kein sterbliches Kind. Nicht dass der mütterliche Organismus ein Doppel- oder Tripelwesen abstößt, nein, die Mutter teilt sich in zwei Teile, eine einfache Schnürfurche entsteht, und aus einem Wesen werden zwei, aus einer Kugel entstehen durch Abschnürung zwei Teile, die sich wieder in 4, in 16, in 64 usw. teilen, sodass bis über 25.000 Generationen von einem Lebewesen aus gezählt worden sind, ohne dass in den Eigenschaften ihrer Art oder in der Beweglichkeit ihrer Materie sich etwas geändert hat. Seitdem spielt der Unsterblichkeitsgedanke in der Biologie eine große Rolle. Es gibt keine Universität, kein zoologisches Museum, keine biologischen Vorlesungen, in denen heute nicht dieses Unsterblichkeitsproblem erörtert wird. Aber wie bei allem auf der Welt, sind die spürenden Geister dabei, Gegeneinwände zu erheben, und man hat gesagt, dass unter bestimmten Bedingungen, wenn man die Ernährungsmöglichkeiten beschränkt, sie sozusagen in Blockadezustand versetzt, dass dann doch die Fortentwicklung dieser Tierchen aufhört. Aufhören der Bewegung ist aber nicht Stillstand der Zeugungsfähigleit. Denn wenn man solchen jahrelang verhungert gelassenen Wesen eine gute Nährbouillon gibt, dann fangen sie ihr unsterbliches Werk wieder an. Sie teilen sich wieder, ohne zu sterben, ohne dass ein Leichenbegängnis, eine Beisetzung, eine Predigt stattfindet. Hier gibt es wirklich eine Unsterblichkeit und die Frage ist nur die: Können wir in unseren, in den tierischen und höher entwickelten Organismen etwas Ähnliches behaupten? Diese Frage ist mit „Ja“ zu beantworten.

Wenn wir nämlich untersuchen, woraus diese Bakterien bestehen, so bestehen sie aus hochorganisiertem Eiweiß in unserer Theorie also den merkwürdigen Wirbelstrudeln, den Symbolen des Alls, die wir die Chromosomen, Nukleinsubstanzen, die Träger der Individualität genannt haben. Ich hatte gesagt, dass in jeder Zelle, auch in jedes einzelnen Menschen Zelle eine Art von Wirbelstrom vorkommt, den wir färben können. Wir können diese Chromosomen zum Beispiel rot färben. Sie sehen aus wie Schleifen, wie Striche, Späne usw., und ich hatte Ihnen gesagt,. dass man in den befruchteten Eiern, aus der Zelle einer solchen Schleifenbildung vorhersagen kann, was solch ein entwickeltes Ei werden wird: eine Taube, ein Elefant, ein Krebs oder ein Mensch. Wenn man ein solches Lebewesen zufällig in dem ersten Stadium betrachtet, wo der Ritterkuss des Jünglings das schlafende Dornröschen geweckt hat, so kann man aus der Strudelbewegung erkennen, welch ein Lebewesen aus dem Ei erwachsen wird, nachdem sie sich zu Milliarden von Zellen vermehrt haben. Ich hatte Ihnen ferner gesagt, dass ein Filmdruck der Persönlichkeit, ein

Petschaft des Individuums in diesen Chromosomen fixiert ist. Nicht der Zellkörper, das Protoplasma in den Chromosomen ist dasjenige, welches unsterblich ist, sondern dieselbe Substanz, aus der auch ein Bakterienkörper überhaupt besteht: Nämlich ein solcher Bazillus ist überhaupt nichts als Nukleinsubstanz. Was das ist, will ich Ihnen in kurzen Worten sagen. Schon das Eiweiß ist eine hohe Organisation des Stoffes, schon dort sind Moleküle verankert, nicht mehr in einfachen chemischen Verbindungen, wie Kohlensäure-Wasserstoff oder Kohlensäure-Sauerstoff, sondern eine Unmenge ineinander laufender Durchströmungen finden im Eiweißkörper statt. Aber in viel höherem Maße noch ist das Nuklein, chemisch nur eine sogenannte Nukleinsäure, aber eine zu höchstem Leben organisierte Substanz, wie ja auch belebtes Eiweiß etwas ganz anderes ist als das chemische rohe Eiweiß. In den Nukleinen der Zelle hat die Natur ihre höchste Organisation erreicht. Eiweiß und Nuklein als chemische Substanzen verhalten sich zu ihren Organisationen in den Zellen, wie Ziegelsteine zum Kölner Dom, wie Marmorstaub zur Laokoongruppe.

Da nun diese beiden Substanzen, das Nuklein des Bakteriums und das Nuklein unserer Zellen, in ihren Funktionen identisch sind, so müssen wir und können wir ohne Weiteres die Unsterblichkeit dieser Einzeller auf den innersten Kern aller einzelnen Zellen der menschlichen und tierischen Organisation übertragen.

Es fragt sich nur: Können wir das beweisen? Wir können es nicht beweisen, aber es höchst wahrscheinlich machen, weil unsere Ernährung ein stetes Zellerzeugen ist. Alles, was wir merkwürdigerweise zu uns nehmen, um uns zu ernähren, war vorher lebendig, ja muss es gewesen sein, denn um uns zu ernähren, können wir nur Lebendes vernichten. Das ist ein Grundgesetz der Natur, was ja ganz fürchterlich wäre und entsetzlich vorzustellen, wenn es nicht wiederum der Träger wäre, der ewigen Zellzeugung untereinander und miteinander, und zu einem grandiosen Kreislauf alles Lebendigen, zu einem Tausch und Rausch aller Fähigkeiten, aller erreichten Fortschritte führte. Es ist ein dauernder Stoffwechsel nicht nur zwischen den Lebewesen, die sich gegenseitig zerfleischen, zerreißen, zermalmen, sondern auch ein ewiges Sich-Befruchten, Sich-Hochsteigern, Sich-Erheben.

Lassen Sie sich zur Entwicklung dieses Gedankens eine kleine Episode erzählen. Ich bekam einst von einem Magenarzt ein Stückchen zufällig beim Sondieren des Magens mit herausgerissener Schleimhaut unter das Mikroskop und war erstaunt, dass in diesem Stückchen Magengewebe eine Unmenge weißer Blutkörperchen überall unter der Schleimhaut angesammelt war. Mir war so etwas noch nie zu Gesicht gekommen, trotzdem ich Assistent bei Virchow gewesen war. Ich ging zum Meister, der meinte, das sei doch wohl eine Eiterung im Magen. „Nein“, sagte ich, „der Mann läuft frei herum, er hat eine Probemahlzeit erhalten, ist mit der Sonde untersucht worden, usw.“ —- „Dann ist es eine weiße Blutgeschwulst?[7] — „Auch die hat er sicher nicht.“ Es stellte sich heraus, dass hier ein Stückchen Magen unmittelbar nach der Verdauung vorlag, wie wir es noch niemals gesehen hatten, wo eine Millionenzahl von weißen Blutkörperchen sich angesammelt hatte, um die Trümmer von den zerfallenen Zellen dessen, was der Mensch genossen hatte, an die Gewebe zur Neusaat abzuführen. Die protoplasmatischen Hüllen der Zellen waren gesprengt und die weißen Blutkörperchen waren hervorgekommen, um die Chromosomen der Nahrung in sich aufzufangen. Wir haben dann die Tatsache festgestellt, dass nach jeder Nahrung das zertrümmerte Material zerrissen und zerfasert wird, bis auf den letzten Eiweißtropfen, bis auf den individuellen Zellkern. Wenn wir nicht dauernd kalkhaltige Zellen, hornbildende Substanzen von Nuklein, Muskelzellen

7 Leukom

und Kerne von anderen Zellen vertilgen würden, wenn wir nicht Nervenzellkerne verschluckten, dann müsste unsere Regeneration, die alle sieben Jahre sich vollzieht, stillstehen. Unsere Nahrung ist also nicht nur Heizungsmaterial und Wärmeerzeugung, sondern das Mysterium der sich ständig wiederholenden Befruchtung ist in ihr enthalten. Die Nukleinkerne befruchten sich untereinander. Alle Eigenschaften werden im Zellinnern ausgetauscht, und es ist nicht zu viel gesagt, dass der ganze Darwinismus erst durch diese Tatsache möglich ist, dass ein Stoffwechsel in der ganzen Natur statthat, der die Fähigkeiten aller Tierarten untereinander mengt, wodurch die Möglichkeiten zu allen Anlagen im Organismus übertragen werden, sodass man mit einem Bild sagen könnte: Wenn z. B. der Sirius erlischt, wäre es denkbar, dass unsere ganze Körpergestalt sich ändert, weil dann wieder ganz andere Fähigkeiten unsererseits entwickelt werden müssten, damit wir lebensfähig bleiben könnten. Wenn z. B. die Erde in Hunderttausenden von Jahren langsam sehr heiß würde, sodass unsere Sohlen nicht mehr darauf haften könnten, so wäre die Möglichkeit zur Flügelbildung deshalb da, weil wir in unserem Leben soviel Geflügel und flügeltragendes Getier gegessen haben, soviel Kernsubstanz von Flügeltieren in uns aufgesammelt haben, dass die Vorbedingungen dafür geschaffen sind und diese Befruchtungen zur Flügelbildung aktiv würden. Es schlummert in uns die Möglichkeit zu jedem Mechanismus der Erde! Nur so ist es zu verstehen, dass ein Wesen, welches Jahrtausende im Wasser gelebt hat und nun auf das Land versetzt wird, von der Kiemenatmung zur Lungenatmung übergeht. Alle Mimikribewegung, alles, was Anpassung heißt, geht von Wesen zu Wesen, indem die Fähigkeiten des einen auf das andere mittels Nukleininfektion übertragen werden. Wem das zu kühn erscheint, den bitte ich, an den klassischen Befruchtungsmechanismus zu denken, bei dem auch aus einem einzigen solcher Chromosomen innerhalb des mütterlichen Organismus durch das

Eindringen des männlichen eine Strudelbewegung erzeugt wird, die diese Chromosomen in ganz bestimmte Gruppen teilt, in ein wogendes Meer von 227.000 Milliarden durcheinanderwirbelnder Moleküle, kleine mikroskopische Teilchen jenseits der feinsten Haarspitze, bis sich dann schließlich der große Organismus aufbaut — und jetzt kommt das Wunder —, genau mit den Fähigkeiten sich ausbaut, wie Vater, Mutter, Großmutter usw. sie besessen haben. Aber das, was wir alle Tage erleben, ist uns kein Wunder mehr, denn die Gewohnheit ist die größte Mörderin der Wunder! Wenn wir einen bestimmten Ideenplan haben, um grüne Rosen zu erzeugen, so kann es gelingen durch Umzüchtung der Rosenarten, indem das rhythmische Innenleben des einen Chromosoms auf das andere wirkt und Wirbel erzeugt, die zu dem gewollten Ziele führen. Das ist Infektion, das ist Zeugung. Und diese Art der Übertragung vom Rhythmus der einen Zelle auf die andere findet nun statt nach dem Tod in der Erde, wo alles verweslich ist, nur nicht die letzten Nukleinkerne, die Träger des allgemeinen Kreislaufs allen Lebens in der Natur. So ist die Unsterblichkeit des Menschen gerade nach der körperlichen Seite hin garantiert. Jedem von Ihnen muss klar sein, dass ich ein Gegner der Verbrennung sein muss, denn was der Natur übergeben wird durch die Zerfaserung des Körpers, bleibt ihr erhalten, indem es in andere Lebewesen von den Bakterien zu den Maden, von da zu Infusorien, Fröschen, Vögeln, wilden und zahmen Tieren und zurück zum Menschen übergeht. Und der Glaube daran, dass das etwas Schreckliches, etwas Ekelhaftes, etwas Widerliches sei, wird einfach dadurch zerstört, wenn man ein einziges Mal ein solches sogenanntes Madenwesen in diesem Augenblick, wo es von den Zellen des Überlieferten befruchtet wird, im Mikroskop betrachtet, da ist nichts von Schrecklichem, Abstoßendem, sondern nur Schönheit überall, Hochzeitsreigen. Da sind Wirbelbewegungen, Strudel, Neuerzeugung von Strahlenkegeln, Strahlenwellen von rhythmischen Teilungen in solchem

Zellenmeer vorhanden, vor denen man staunend dastehen muss wie vor dem Sternenhimmel.

Es gibt also eine körperliche Form der Unsterblichkeit, und zwar werden all diese Siegeldrucke, die in der Zelle aufbewahrt sind, hinausgetragen in das ganze Tierreich: Die Made wird von anderen Lebewesen verzehrt, dieses Lebewesen wieder von einem Vogel, der Vogel von einem Fuchs oder vom Menschen. Hier steckt sogar das Geheimnis der Nationalität, für das die Geisteswissenschaften immer noch keine zwingende Erklärung gefunden haben. Es ist doch sehr merkwürdig, dass die Chinesen ein Volk sind, die eine Kultur von einer Gleichartigkeit wie kein anderes haben, weil sie 20.000 Jahre abgeschlossen waren von der Welt.

Es gibt gleichsam völkerhistorische Experimente in der Natur, dass ganze Völker sich untereinander vermählen und dass solche Völker nie länger leben als durchschnittlich etwa 700 Jahre, welche Kulturen mit internationalem Verkehr und Nahrungstausch erreichen. Konfuzius sagt: „Nur wenn ihr immer untereinander bleibt, werdet ihr euch steigern können.“ Wenn aber unsere Nahrung von fern herkommt, von Amerika und Australien, so können wir uns nicht wundern, dass unsere Zellen einen gleichartigen Typus nicht mehr behalten, sondern dass auch unsere Hirnzellen gewissermaßen von fremdartigen Rhythmen befruchtet werden, was dann schließlich zur Verwirrung und zum Untergang der Kulturen gesetzmäßig zu führen scheint.

Der Chinese aber, in dessen Mais und Reis die Zellen seiner Urväter immer wiederkehren, bewahren eine Konstanz des Körpers und Geistes, wie sie beispiellos ist. In diesem Experiment, was die Natur gemacht hat, fällt das Plus ohne Weiteres auf die Seite derjenigen, die behaupten: Bleibe auf der Scholle und lass alles Internationale fort, denn das Internationale scheint den Todeskeim in sich zu tragen.

Das ist eine Form der Unsterblichkeit. Nun könnte man sagen: Nun gut; es geht mich aber nichts an, was mit meinen Zellen geschieht. Immerhin ist doch dadurch eine Verpflichtung vorhanden für den Menschen, nämlich, dass er den Siegeldruck seiner Persönlichkeit durch seine Erlebnisse der Welt möglichst rein zu erhalten hat, um durch sein Schicksal, seine Steigerung, seinen bestandenen Kampf um das Gute ein Plus der ganzen Welt zuzufügen. Wenn unsere einzelnen Zellen unsterblich sind, so haben wir die Verpflichtung, das, was wir errungen, der Natur in bester Form zu überreichen. Daraus entspringt eine hohe sittliche Verpflichtung. Denn wir sind nicht frei in unserem Willen. Wo wir uns loslösen von dem uns steuernden Sympathikus, da laufen wir Gefahr, dass unser Vorderhirn sich prometheisch verirrt und verwirrt und dass wir dann solche Zustände aus der Überschätzung des Selbstbewusstseins und des Verstandes bekommen, unter denen wir jetzt alle leiden.

Wir wissen, dass die richtige Steigerung im normalen Menschen möglichst frei im Rhythmus des Ganzen schwingen muss, wenn sein Präzisionsapparat imstande sein soll, die Regungen seiner Innenwelt im Bann der Vernunft zu erhalten.

Vernunft war für uns ja der Einklang der Hirnnervenzellen mit dem Apparat des Sympathikus, mit dem Sonnengeflecht, welches unter dem Zwerchfell gebettet liegt, wie ein universeller Rezeptor!

Diese Form der Unsterblichkeit aber ist es eigentlich nicht, die den Menschen am lebhaftesten interessiert. Er hat eine andere Frage nach der Unsterblichkeit auf den Lippen und im Herzen: Nämlich, wie wird es mit meinem Ich?

Nun, ich habe ja schon gesagt, dass das Ich eine Funktion des Nervenzellapparates ist, dass eine bestimmte Zone vorhanden ist, welche uns das Ichgefühl übermittelt, und wir hatten den Beweis gezogen aus den Phasen der Narkose, wo Raum und Zeit und Kausalität entschwinden, und bis in die

Schichten des Unterbewusstseins das Gift langsam hinabsteigt, bis es schließlich das letzte Zentrum des Lebens, Herz und Atmungstätigkeit, erreicht. Der Tod ist also nichts anderes als die definitive Hemmung der Neurogliatätigkeit, als der definitive Nachlass der sympathischen Funktionen. Jeder Tod ist ein Sympathikusversagen. In demselben Augenblick, wo sich dann das Gehirn definitiv mit Blut füllt, weil sein Betrieb stillsteht, ist das Ich ausgelöscht. Und ich hatte Ihnen gesagt, dass kurz vor dem Tod durch krampfartiges Zusammenziehen aller Blutgefäße noch einmal das ganze Leben des Menschen als Traum wetterleuchtend aber absolut deutlich vorüberziehen kann. Ich bin fest davon überzeugt, dass jeder Mensch im Moment seines Todes sein ganzes Leben noch einmal lebt, in Blitzesschnelle es nochmals vorüberziehen sieht.

Wohl dem, der dann bestehen kann vor seiner letzten Erkenntnis! Ihm selbst kann es lang erscheinen, wie ein Traum von vielen, von allen Jahren, die er erlebt hat. Wir wissen ja auch im Traum nicht, wie lange er dauert, und doch kann man beweisen, dass die meisten Träume im kurzen Moment des Einschlafens oder des Erwachens vor sich gehen. Ende und Anfang des Traumes fließen oft in eins zusammen. So kann sehr wohl in der Todesstunde noch blitzschnell das ganze Leben ähnlich rekapituliert werden, wie z. B. bei Abgestürzten und Ertrinkenden, die später gerettet sind. Der Abgestürzte erzählt, dass, während er scheinbar bewusstlos aus der Höhe hinabgestürzt ist, er sein Leben über 10 bis 20 Jahre vollständig noch einmal durchlebte.

Wir hatten nun gesehen, dass wir das Ich, um das es sich bei der Unsterblichkeit handelt, bei unserer Geburt nicht mitbekommen. Wir wissen, dass wir unser Ich erlernen müssen, dass es erst ganz langsam eines Tages einem kleinen Kind dämmert, dass es ein Ich hat, dass es die ganze Zeit in der dritten Person wie der große Cäsar von sich sprach: Erich, August oder Lieschen will das und das.

Und wie wundervoll der Moment sein muss, wo das Kind zögernd nach oben sieht und sagt: Ich will das! Das muss ein erhebender Moment sein, diese wirkliche Geburt des Ichs als Betrachter mit anzusehen!

Wir haben ferner gesehen, dass das Ich erlischt, lange bevor die Seele ihre Geistesfinger aus dem Spiel zieht. Viele Menschen, die in Schlafkrankheit liegen, haben kein Ich mehr, aber sie haben noch die Seele (sie heilt, sie richtet, sie wacht).

Und nun kommt die große Frage: was wird aus unserer Seele? Nun, in unseren Betrachtungen haben wir die Seele überhaupt nicht definiert, weil sie nicht zu definieren ist, weil sie der metaphysische Anteil an unserem Organismus ist, ein goldener Faden der bildenden Information, der hinabgelassen ist aus der Allseele in diesen Organismus, weil dieser goldene Faden sich jeden Körper erst aus der Information gebildet hat und jeder Organismus nichts anderes ist, als die Form eines in uns hineinströmenden Informationskomplexes. Da die Seele metaphysisch ist, muss sie auch unsterblich sein. Die Seele hat sich den Körper gebaut, sie ist die Information, kraft derer wir existieren, folglich muss sie ewig sein. Sie hat uns durch die ganze Entwicklungskette aus den Wollen und Nebeldünsten hinaufgesteigert bis zum Ich, und unser Ich ist nur eine ihrer Funktionen.

Jetzt fragt es sich: Lässt die Seele, nachdem sie sich aus dem Unvollkommenen heraufentwickelt hat, das wieder fallen, was sie einmal erreicht hat? Das ist ganz unmöglich, und sie wird weitergehen.

Sie hat vom Bildungsaufstieg nie etwas fallen lassen. Wenn diese ihre Form zerfällt, wird sie vielleicht mit Flammen oder anderen Ballungen von Wellen physikalischer Felder das erreichte Ich festhalten. Denn in der Natur finden wir, dass sie, wenn sie irgendein höheres Schöpfungsstadium erreicht hat, nicht ein bisschen davon ablässt. Wir können beweisen, dass das menschliche Auge, die Kraft und Fähigkeit, die Welt zu Spiegeln in einem kleinsten feinsten Körper, nichts ist als das hochgesteigerte Chlorophyll der Pflanzen, eine lichtempfindliche Station, hinausgesteigert bis zu dem Auge eines Goethe, eines Helmholtz. Der Natur kommt es darauf an, aus der Materie die höchste Geistigkeit emporzubilden, und wenn sie es fertiggebracht hat, aus einem Farbenfleck ein Pfauenauge zu machen, wenn die kleinen Stöße der Luft in den Steuerrädchen, welche in der Fischblase das Kommando übernehmen, hinaufgesteigert sind bis zu der Wunderharfe, der Schnecke in unserem Ohr, so lässt eben die schaffende Mutter das einmal Erreichte nirgends fallen, und es wäre merkwürdig, wenn sie im Menschen das königliche Ich einmal möglich gemacht hat, dass sie nicht imstande sein sollte, mit anderen, feineren Substanzen als Eiweiß und Nuklein, vielleicht mit Silikaten, mit Silber- oder Goldfasern, mit Flammen oder Funken noch höhere Gebilde zu schaffen, als es die ganze menschliche Orgel des Geistes bedeutet. Es ist naturwissenschaftlich-philosophisch nachweisbar, dass die Natur nie abgeht von dem, was sie erreicht hat. Sie wendet niemals ihrem Werk den Rücken.

Wir haben gemeint, dass ein gutes Herz das höchste Kunstwerk der Natur sei, und wenn nur alle Menschen sich bemühten, diese Güte zu steigern, so können wir so lebenssicher sein, wie der Bauer bei Anzengruber, der in den Alpen lebt, den Wolken entgegensieht und in Angst ist, sich sagt: Es kann ja nichts geschehen — es ist alles in derselben Hand —, diese Stimmung müssen auch wir empfinden, wenn wir wissen, dass wir aus physikalischen Feldern und Wirbeln bestehen und unser Ich sich hinausschwingen wird in die jenseitige Atmosphäre, wie es in dieser sich aufgebaut hat und aus uns unbetrachtbaren Anfängen bis zum reinen Wissen um sich selbst hinaufgesteigert ist.

Wir können nicht wissen, wie das Über-Ich sich bilden wird, aber die Naturwissenschaft kann eine sichere Basis abgeben für solche Gedanken voll höchster Wahrscheinlichkeit und damit dazu beitragen, eine Brücke zu bauen von der Theologie zur klaren Erkenntnis. Künftighin wird für mich nicht mehr die Frage sein, ob ich glauben kann, was ein Priester sagt, sondern die Frage wird sein: Wie weit kann die Naturwissenschaft dazu dienen, für die überwältigend großen Intuitionen eines Buddha, Mohammed oder Christus die Unterlagen der Erkenntnis zu geben? Religion ist nicht mehr allein Glaubensangelegenheit, sondern eine Sache der logischen Erkenntnis, und erst wenn wir imstande sind, aus den Wirbeln elementarer physikalischer Felder die Substanz und den Geist, aus dem Geist das Ich in zwingender Vorstellung in uns herauszuentwickeln, so ist das vollendet, was die Bibel stolz fragt: „Tod, wo ist dein Stachel? Hölle, wo ist dein Sieg?“

Wenn wir die Anschauung in uns entwickeln, dass die Welt nichts ist als eine Interferenz von Wellen physikalischer Felder, dann wird die ganze Welt ein metaphysisches Problem, und es kann einfach nichts vergehen. An der aus elementaren Feldern entstandenen Substanz und ihren Resultaten kann kein Teilchen verloren gehen.

Es wäre auch merkwürdig, wenn einzig der Menschengeist zerstört werden könnte, während die Naturwissenschaft durch Forscher wie Robert Mayer und Helmholtz bewiesen hat, dass nichts vergehen kann auf Erden, kein Fünkchen an Kraft verpufft — und eine so hohe Organisation wie das Nervenzellleben und das Ich sollten verwehen und vergehen in ein Nichts und nur vorübergehende Fata Morgana gewesen sein?

Wenn der Aufstieg eines Menschen entwicklungsgeschichtlich nur durch Hunderttausende von Jahren sich vollzogen haben kann — sollte er abgebrochen werden können, weil der Betreffende 60 bis 70 gelebt hat? So sinnlos und unökonomisch ist nichts in der Natur.

Wenn man die Zahl der in einer Zeiteinheit lebenden Wesen aller Arten und Spezies als eine Einheit betrachtet und dagegen an die Zahl derer denkt, die einst gelebt haben, aber verwelkt dahingegangen sind, so ist die Zahl der Toten eine so unglaublich höhere Summe — sie verhalten sich wie eine Erbse zum Erdball —, so steckt das Geheimnis gar nicht im Leben, sondern das Problem des Daseins ruht im Tod. Leben ist nur die schmale Durchgangspforte vom Unbewussten vor der Geburt zu dem Überbewusstsein nach dem Tod.

Ein Vergehen der Existenz des Menschen ist körperlich wie geistig eine Undenkbarkeit.[8] Tod ist ein Menschenwahn. Denn Mensch sein heißt die Verkörperung einer Information sein. Informationen aber sind unsterblich.

Der Unsterblichkeitsglaube ist zudem lebendig in jedem tiefer denkenden Menschen. Es hat niemals ein Genie gegeben, welches nicht an die Unsterblichkeit geglaubt hätte. Man befindet sich mit dem Glauben an die Ewigkeit des Ichs wahrlich in der allerbesten Gesellschaft.

Alle Sehnsüchte der Menschheit, die wahr und echt und
im Sinne des Guten sind, werden erfüllt.

Wir haben den Luftkahn bestiegen und die Meerestiefe
überfahren, wir gelangen zu den Sternen und werden das
Geheimnis schauen von Angesicht zu Angesicht.
Unser Wissen wird Religion.

8 Eine vernunftmäßige naturwissenschaftliche Begründung dieser Ansicht findet sich im Buch: Sedlacek, *Leben nach dem Leben. Die Befreiung des Bewusstseins von den Fesseln der Zeit;* Norderstedt (2016).

Bände der Reihe
Wissenschaftliche Bibliothek

Bd. 1: K.-D. Sedlacek,
Äquivalenz von Information und Energie

Bd. 2: K.-D. Sedlacek,
Supervereinigung

Bd. 3: K.-D. Sedlacek,
Synthetisches Bewusstsein

Bd. 4: Kurd Laßwitz,
Vereinbarkeit von Religion und Naturwissenschaft

Bd. 5: N. Wrobel u. K.-D. Sedlacek,
Leben aus Quantenstaub

Bd. 6: N. Wrobel u. K.-D. Sedlacek,
Quantenbewusstsein

Bd. 7: N. Wrobel u. K.-D. Sedlacek,
Was ist Krankheit?

Bd. 8: C. L. Schleich u. K.-D. Sedlacek (Hrsg.),
Bewusstsein und Unsterblichkeit

Bd. 9: K.-D. Sedlacek
Die letzten Ursachen.
Das Buch der Naturerkenntnis

Bd. 10: Prof. Dr. M. Schlick u. K.-D. Sedlacek (Hrsg.)
Naturphilosophie:
Das Wesen von Naturgesetzen und die Erklärung des Lebens

Bd. 11: Moritz Cantor u. K.-D. Sedlacek (Hrsg.),
Das Gesetz im Zufall:
Wie sich verborgene Gesetzlichkeit manifestiert

Bd. 12: K.-D. Sedlacek,
Kleines Wörterbuch der Natur-Philosophie:
1200 Begriffe, die man kennen sollte, kurz und prägnant

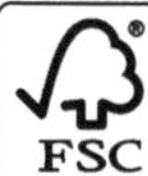

MIX
Papier aus verantwortungsvollen Quellen
Paper from responsible sources
FSC® C105338